Relation d'aide en soins infirmiers

CHEZ LE MÊME ÉDITEUR

Dans la même collection :

L'INFIRMIER(E) EN PSYCHIATRIE, par L. MORASZ, A. PERRIN-NIQUET, J.-P. VÉROT, C. BARBOT. 2004, 304 pages.

DÉSINFECTION ET STÉRILISATION DANS LES ÉTABLISSEMENTS DE SOINS. Guide proatique, par J.-C. DARBORD *et al.* 2003, 288 pages.

L'INFIRMIÈRE EN NÉPHROLOGIE. Clinique pratique et évaluation de la qualité des soins, par l'AFIDTN. 2003, 2e édition, 304 pages.

PRATIQUES ET RÉFÉRENCES DE L'INFIRMIER(E) DE BLOC OPÉRATOIRE. Développer une culture qualité, par l'UNAIBODE. 2003, 352 pages.

L'INFIRMIER(E) EN NEUROLOGIE. Comprendre et soigner, par l'AIN et le Collège de Neurologie d'Île-de-France. 2002, 288 pages.

L'INFIRMIER(E) ET LES TOXICOMANIES. Stratégies de soins à l'hôpital, par B. MARC, G. SIMON. 2002, 208 pages.

L'INFIRMIER(E) ET LES SOINS PALLIATIFS. « Prendre soin » : éthique et pratiques, par la SFAP. 2005, 3e édition, 264 pages.

HYGIÈNE AU BLOC OPÉRATOIRE. De la pratique à l'évaluation, par l'UNAIBODE. 2006, 3e édition, 104 pages.

PROTOCOLES D'HYGIÈNE POUR LES SAMU/SMUR ET LES TRANSPORTS SANITAIRES, par J. LARZUL, C. PINEAU. *Série Fiches*. 1999, 112 pages.

L'INFIRMIER(E) EN DERMATOLOGIE-VÉNÉRÉOLOGIE. Principes thérapeutiques et fiches techniques de soins, par C. CARILLER, P. ERCEAU. 1999, 160 pages.

Autres ouvrages :

LE BURN OUT. Le syndrome d'épuisement professionnel des soignants, par P. CANOUÏ, A. MAURANGES. 2001, 240 pages.

PRENDRE SOIN À L'HÔPITAL. Inscrire le soin infirmier dans une perspective soignante, par W. HESBEEN. 2004, 208 pages.

DICTIONNAIRE MÉDICAL DE L'INFIRMIÈRE, par J. QUEVAUVILLIERS, L. PERLEMUTER et collaborateurs. 2005, 7e édition revue et corrigée, 1 176 pages.

savoir
& pratique
infirmière

Relation d'aide en soins infirmiers

SFAP • Société française d'accompagnement et de soins palliatifs

Comité de rédaction : M.-C. Daydé, M.-L. Lacroix, C. Pascal, É. Salabaras-Clergues

Préface de Christiane Vollaire

ELSEVIER
MASSON

ISBN : 978-2-294-70083-5

ELSEVIER MASSON SAS, 62, rue Camille-Desmoulins, 92442 Issy-les-Moulineaux Cedex

Remerciements

À Brigitte…

Ce travail de clarification de la relation d'aide en soins infirmiers lui tenait à cœur.
Elle nous a quitté avant la publication de cet ouvrage, que nous lui dédions, ainsi qu'à tous ceux, personnes malades, familles, professionnels… qui ont contribué au cheminement de cette réflexion collective.

Avec le soutien de la Fondation de France

FONDATION
DE
FRANCE

Comité de rédaction

Comité de rédaction

Marie-Claude DAYDE	Infirmière libérale et équipe mobile réseau douleur soins palliatifs, Toulouse.
Marie-Luce LACROIX	Infirmière EMSCA, CH Pasteur, Dole.
Chantal PASCAL	Infirmière, UMSP CHU, Montpellier.
Éliette SALABARAS CLERGUES	FF cadre de santé, infirmière spécialiste clinique, hôpital Saint-André, CHU de Bordeaux.

Liste des auteurs (par ordre alphabétique)

Claude BOISSEAU	Infirmière EMSP, CH Sézanne (51).
Michèle BOURSEAU	Infirmière EMSP, CH Niort (79).
Martine CAPY	Psychologue clinicienne, Toulouse (31).
Marie-Claude DAYDE	Infirmière libérale et équipe mobile réseau douleur soins palliatifs, Toulouse (31).
Brigitte EUGENE	Infirmière clinicienne, groupe hospitalier nord, hospices civils de Lyon (69).
Sandrine FRAISSE	Étudiante infirmière 3e année, Bordeaux (33).
Dominique HAMICHE	Aide-soignante, unité de soins palliatifs, hôpital local de Houdan (28).
Christine HEITZ	Cadre de santé, CH départemental Bischwiller (67).
Marie-Luce LACROIX	Infirmière EMSCA CH Pasteur, Dole (39).
Doris LINSIG	Assistante sociale enseignante, École Santé Social Sud-Est, Valence (26).
Cyril LEJAMTEL	Psychologue, Caen (14).
Maryvonne LERUN GATIN	Médecin, EMSP (28).
Chantal NEVES	Cadre infirmier supérieur, spécialiste clinique et formatrice ISIS, Thonon les Bains (74).
Chantal PASCAL	Infirmière UMSP CHU, Montpellier (34).
Chantal RICHARD	Assistante sociale auprès de l'UMSP CHU, Montpellier (34).
Édith RUEL	Infirmière, Paris (75).
Éliette SALABARAS CLERGUES	F.F. Cadre de santé, infirmière spécialiste clinique, hôpital Saint-André, CHU, Bordeaux (33).
Christiane VERDELHAN	Infirmière de santé scolaire (06).

Liste des participants au groupe de travail (par région et ordre alphabétique)

Alsace

Bernadette GILLOT	Cadre de santé formateur IFSI, CHU Strasbourg (67).

Christine HEITZ	Cadre de santé, CH départemental, Bischwiller (67).
Marie-Rose JEHL-KOPF	Infirmière cadre de santé, groupe hospitalier Saint-Vincent, Strasbourg (67).
Aquitaine	
Éliette SALABARAS CLERGUES	F.F. Cadre de santé, infirmière spécialiste clinique, hôpital Saint-André, CHU, Bordeaux (33).
Île-de-France	
Chantal NEVES	Cadre infirmier supérieur, spécialiste clinique et formatrice ISIS, Crécy-Couvé (28).
Édith RUEL	Infirmière, Paris (75).
Languedoc-Roussillon	
Régine JEAN COMMANDRE	Cadre de santé unité de traitement des troubles anxieux et dépressifs, CHU, Montpellier (34).
Maryse MAILLY	Infirmière UMSP, CHU, Montpellier (34).
Chantal PASCAL	Infirmière UMSP, CHU, Montpellier (34).
Ingrid VIDAL	Infirmière médecine, CHU, Montpellier (34).
Lorraine-Champagne-Ardennes	
Claude BOISSEAU	Infirmière EMSP, CH, Sézanne (51).
Midi-Pyrénées	
Annie BARDOU	Cadre de santé clinicien (81).
Catherine DELPECH	Infirmière HAD Santé Relais (31).
Brigitte DASSIE †	Infirmière libérale et réseau de soins palliatifs (81).
Marie-Claude DAYDE	Infirmière libérale et équipe mobile réseau douleur soins palliatifs, Toulouse (31).
Monique DESPAX	Infirmière (32).
Patricia GRESPAN	Aide-soignante (81).
Annette LARRIVE	Infirmière hôpital Joseph-Ducuing (31).
Sandrine MALVEZY	Infirmière hôpital Joseph-Ducuing (31).
Angèle MARCEROU	Infirmière hôpital Joseph-Ducuing (31).
Danièle MATHIEU	Aide-soignante HAD Santé Relais (31).
Marie-Pierre VIOT	Infirmière (31).
Poitou-Charentes	
Michèle BOURSEAU	Infirmière EMSP, CH, Niort (79).
Infirmières collège infirmier	Association SPIRALE.
Franche-Comté	
Marie-Luce LACROIX	Infirmière EMSCA, CH Pasteur, Dole (39).
Agnès SORDET	Infirmière, Besançon (25).
Rhône-Alpes	
Brigitte EUGENE	Infirmière clinicienne, EMSP, groupe hospitalier nord, hospices civils, Lyon (69).

Préface

À quelle défaillance du système de soins peut bien répondre la nécessité de définir, et par là même de normer, la relation d'aide ? Quel manque désigne-t-elle, dans la réalité vécue du rapport soignant/soigné ? Le comprendre, c'est s'affronter au sens originel du mot. L'aide est un adjuvant, c'est-à-dire un ajout, un supplément apporté à une activité pré-existante. La relation place ainsi celui qui aide dans une position en quelque sorte secondaire, par rapport à celui qui est aidé. L'aide est un service rendu. Du secondaire au subalterne, du service au serviteur, la frontière sémantique est si poreuse qu'elle fait manifestement peur à un milieu médical traditionnellement inscrit dans une relation d'autorité. On se trouve ainsi devant ce paradoxe, que la disposition d'esprit, d'attitude et de comportement la plus nécessaire au patient, est celle dont l'appellation même entre en contradiction avec un aspect non négligeable de la médecine institutionnelle : celle qui attribue au médecin l'autorité un peu distante de la prescription (et la reconnaissance de compétence scientifique qui la légitime), abandonnant au personnel paramédical la dimension « humaine », jugée plus affective et élémentaire, ne nécessitant qu'un savoir-faire un peu hasardeux, sans convoquer un véritable savoir.
C'est cette partition même, qu'on peut qualifier de défaillance dans la relation de soin, et il est à souhaiter que les analyses présentées dans cet ouvrage puissent inciter le corps médical à partager cette relation d'aide.

À cet égard, le domaine des soins palliatifs apparaît non pas comme marginal, mais au contraire comme emblématique. L'aide y a d'abord pour origine un renoncement de la médecine à son propre pouvoir : le soin renonce à viser la guérison, dans le temps même où la médecine doit renoncer à promouvoir la vie. La relation de soin ne se fera pas ici dans la perspective d'une restauration de la santé, mais sur le fond d'une mort annoncée. Dès lors, tout ce qui fait ordinairement le fond de toute relation sociale, autant que de toute relation hospitalière, c'est-à-dire la perspective d'un avenir, est aboli. D'un point de vue strictement thérapeutique, le patient est abandonné, dans la mesure où le maintien même de ce point de vue est disqualifié par l'appellation d'« acharnement ».
C'est alors l'objet même de l'aide qui, devenant problématique, devient de ce fait beaucoup plus précis. À quoi peut-on aider celui qu'on ne va pas sauver ? À quoi voudrais-je qu'on m'aide, le jour où je ne pourrai plus être sauvé ? Car c'est bien évidemment non d'un vague conditionnel, mais de la certitude d'un futur commun, qu'il est ici question. On se trouve, en questionnant la relation d'aide, dans ce jeu de miroir où le présent des soignants s'affronte à l'anticipation de leur propre futur de soignés, comme le vécu des vivants rencontre leur destinée de mourants. Une telle rencontre est lourde d'une intense charge émotionnelle ; lourde aussi, de ce fait même, d'un formidable déni. Ce sont cette émotion et ce déni qu'il faudra gérer, maîtriser, contrôler, c'est-à-dire

utiliser et non pas occulter, dans la relation au patient. L'une des forces de cet ouvrage est de montrer, à la fois dans la réflexion théorique et dans la présentation des réalités vécues, la difficulté de gérer ce qui résonne en soi de l'émotion de l'autre.

Son autre force est de montrer que cette gestion ne peut pas se faire de manière aléatoire, à la merci des sensibilités individuelles et de l'impulsion du moment, sous peine de devenir pathogène pour la personne soignée. C'est bien pourquoi elle doit être radicalement professionnalisée. La relation de soin est une relation sociale entre des sujets de droit; elle est inscrite dans un devenir-vie du patient, et le considère essentiellement comme personne vivante. Non pas en état de survie biologique, mais mentalement présent dans toute sa singularité. Elle touche même à la dimension la plus radicale de l'existence, celle où les dernières ressources sont mobilisées. Et dans ce moment-là, la question biologique de la survie physique est bien moins essentielle que celle d'une épreuve de la pulsion vitale. Pulsion qui est inassignable à quelque norme que ce soit.
Toute une tradition de la pensée philosophique, celle qui va du stoïcisme antique à la réflexion contemporaine de Gilles Deleuze, et trouve son point nodal à la fin du XIXe siècle dans la pensée de Nietzsche, nous montre que la mort n'est pas nécessairement un mal, et que l'affrontement à la maladie peut être un véritable moment de revitalisation du sujet[1]. Il faut aussi pouvoir penser cette positivité, et la dimension combative de ce qu'on appelle « agonie » (le mot grec « agon » signifie le combat), pour respecter, dans un sujet malade autant que dans un sujet mourant, la dignité, c'est-à-dire précisément ce qui ne le réduit pas au statut de sa défaillance physique, mais permet de détecter en lui la réalité d'une puissance, et de faire fond dessus pour l'activer. Et il faudra pour cela se méfier de tous les risques de complaisance morbide dans la faiblesse de l'autre, qu'engendre un rapport compassionnel à la maladie et à la mort.

Mais cette complexité se pense, dans toutes ses dimensions contradictoires. Et cette pensée-là ne relève pas de la seule « infirmière », mais des échanges d'une équipe entière. La question de l'aide a souvent été reléguée à une position subalterne, comme si penser la dimension émotionnelle du rapport de soin n'était pas une authentique forme de rationalité. Et ce livre témoigne encore, par le sexe même de ses auteurs, d'une dimension qu'on voudrait séquellaire : celle d'une féminisation de la question de l'aide. Ce qu'on souhaite maintenant, c'est qu'il fasse levier pour engager aussi le corps médical à une véritable responsabilisation sur cette question, dans toutes les dimensions professionnelles qu'elle engage, au regard desquelles cet ouvrage est, en définitive, une véritable leçon de rationalité médicale.

Christiane VOLLAIRE
Philosophe

1. Voir à ce sujet l'ouvrage récent d'Olivier RAZAC, *La Grande Santé*, Climats, 2006.

Sommaire

Avant-propos

Comment les personnes réagissent-elles à la perte d'un proche? Quelles réactions d'adaptation mettent-elles en place dans ces situations souvent difficiles? Comment préciser le rôle infirmier dans le soutien de deuil et l'accompagnement des familles?

C'est autour de ces questions qu'un groupe de travail réunissant des infirmières a été initié en 2002 dans le cadre de la SFAP[1]*. Toutefois, un travail préalable de clarification de la relation d'aide en soins infirmiers a semblé rapidement nécessaire avant de pouvoir aborder les interventions autonomes infirmières dans le cadre des réactions humaines liées aux pertes.*

C'est donc cette première démarche de clarification de la relation d'aide en soins infirmiers qui a donné naissance au présent ouvrage.

En soins palliatifs, la multiplicité des situations difficiles et complexes, l'intensité de la charge émotionnelle et la souffrance impliquent de façon quasi constante les professionnels de santé dans la relation avec la personne malade et son entourage. Médecins, infirmières[2]*, aides-soignantes, psychologues, masseurs-kinésithérapeutes, assistantes sociales, bénévoles, ministres du culte et d'autres encore, se partagent ce temps relationnel selon des champs d'interventions communs ou spécifiques, à des moments différents, pour des raisons différentes, dans un souci constant de cohérence et de complémentarité.*

Il est souvent fait référence au concept de relation d'aide et les professionnels en soins infirmiers apparaissent souvent au premier plan. Or la définition de la relation d'aide par les infirmières et par les autres professionnels de santé est imprécise, différente d'un interlocuteur à l'autre, mais aussi différente selon les aspects de la relation soignant-soigné. Cette confusion favorise les glissements de rôle et les interventions inadaptées.

Le groupe de travail a tout d'abord choisi de mener une réflexion sur la relation d'aide en soins infirmiers et plus particulièrement en soins palliatifs. Cette réflexion s'est appuyée sur l'analyse des problèmes rencontrés sur le terrain, des écrits infirmiers dans les dossiers de soins, d'articles et d'ouvrages tirés de la littérature professionnelle.

L'objectif des infirmières du collège des acteurs en soins infirmiers de la SFAP était de réaliser et d'éditer un document qui permette :

– de définir le concept de relation d'aide,

– de clarifier ce qu'est cette relation d'aide en soins infirmiers,

– de préciser s'il existe une spécificité en soins palliatifs,

– de souligner la formation requise dans le champ relationnel,

1. Société Française d'Accompagnement et de Soins Palliatifs.
2. Lire partout infirmiers et infirmières.

– de distinguer la place et la complémentarité des autres acteurs de santé de l'équipe interdisciplinaire dans le champ relationnel auprès de la personne et de son entourage,
– et enfin de faciliter sa compréhension et sa mise en œuvre, en l'illustrant par des exemples.

L'analyse du concept s'est faite sur un échantillon assez large au point de vue bibliographique, dans la littérature relative aux soins infirmiers, à la philosophie, à la médecine, à la psychologie et la sociologie. La densité et la diversité des champs explorés ont enrichi cette recherche. Ce travail de lecture a apporté beaucoup de concepts proches ou de contre définitions qui ont parfois rendu la clarification du concept difficile. Cependant, il a permis de différencier la relation d'aide d'avec d'autres concepts voisins, de mettre en évidence ses caractéristiques (voir annexe 1).

Le groupe a constaté que la relation d'aide est un fil conducteur en soins infirmiers, qu'il n'y a pas véritablement de spécificité en soins palliatifs si ce n'est des situations plus intenses et plus fréquentes émotionnellement.

De ce fait, il a ouvert son étude à l'ensemble de la pratique infirmière quelque soit son secteur d'activité (établissements, domicile, santé scolaire, entreprise...). Si le champ de la psychiatrie n'a pas été abordé dans l'ouvrage, il ne s'agit nullement d'un oubli, mais davantage de la reconnaissance du fait qu'il a été précurseur dans la mise en œuvre de la relation d'aide en soins infirmiers et ne pose donc pas les mêmes problématiques que dans les autres champs de l'activité infirmière.

Des situations cliniques ou des exemples illustrent les différents aspects de la relation, les caractéristiques de la relation d'aide infirmière et de celle pratiquée par les autres acteurs en soins palliatifs selon leur champ de compétences. Toutefois, les réflexions des autres professionnels sont soit individuelles soit partagées par deux professionnels de la même fonction. Ils ont répondu à cette demande suivant un plan identique : les textes professionnels se rapportant à la relation d'aide dans leur profession, une illustration clinique et une dernière partie sur la complémentarité et les spécificités par rapport à la relation d'aide infirmière.

Les illustrations dans le champ des soins infirmiers ont aussi pour objet de faire du lien entre les concepts et la pratique de la relation d'aide.

Ce travail collectif a donné la possibilité de partage dans les recherches ou la rédaction. Il est à la fois stimulant par la richesse de regards différents mais aussi soutenant par la possibilité de relais évitant ainsi aux membres du groupe de s'épuiser. Le soutien de la Fondation de France tout au long de ce travail a permis la rédaction de ce livre.

Écrit par et pour des professionnels des soins infirmiers, cet ouvrage peut être considéré comme un guide, où chaque professionnel de santé, infirmières, aides-soignantes, étudiants, autres professionnels de santé..., pourra identifier les compétences nécessaires mais aussi ses limites dans la relation d'aide.

L'objectif de cette réflexion sans cesse évolutive, est d'optimiser auprès des personnes malades et de leur entourage, la qualité des soins relationnels qui reste indissociable de l'éthique du « prendre soin ».

La problématique de la relation d'aide en soins infirmiers

LES ATTENTES DES PERSONNES SOIGNÉES ET DE LEURS PROCHES

Nombreux sont les usagers du système de santé qui témoignent d'un manque d'attention aux conséquences et répercussions de la maladie sur leur vie au quotidien. Ils bénéficient d'un traitement mais sont-ils «soignés» pour autant ? Leurs demandes se précisent depuis plusieurs années à travers la législation, les conférences de consensus, les états généraux du cancer et des enquêtes comme celle du Credoc[1] en septembre 2003.

Les personnes soignées et leurs proches demandent à être écoutés, entendus dans leur singularité. Ils souhaitent être accompagnés quelle que soit la situation de crise qu'ils sont en train de vivre. Celle-ci peut être générée par des étapes de vie (adolescence, naissance, chômage...), l'annonce d'un diagnostic grave, l'évolution favorable ou non d'une pathologie, voire une situation de fin de vie. L'accompagnement des proches se poursuit dans la période de deuil.

Les compétences à la relation d'aide des infirmières s'avèrent nécessaires pour prendre soin de la personne et répondre à ses attentes.

Les projets en cours relatifs à la mise en œuvre de consultations infirmières et de «pratique avancée» appellent aussi une plus grande attention à la formation pour pouvoir développer ces compétences infirmières spécifiques.

LES CONSTATS ISSUS DE LA PRATIQUE

L'EXPÉRIENCE DES INFIRMIÈRES EN SOINS PALLIATIFS

S'appuyant sur leurs pratiques et sur les réflexions et travaux qu'elles ont pu échanger au sein de la SFAP, ces professionnelles ont identifié huit domaines problématiques constituant des freins à la mise en œuvre de la relation d'aide

1. Étude exploratoire sur les connaissances, représentations et perceptions à l'égard des soins palliatifs et de l'accompagnement. Étude réalisée par le CREDOC à la demande de l'Institut National de Promotion et d'Éducation pour la Santé dans le cadre de l'axe 3 du programme national de développement des soins palliatifs.

en soins infirmiers. Ces difficultés sont également rapportées par les infirmières d'autres services de soins.
Elles sont liées à différents facteurs décrits ci-dessous :

L'organisation et la charge en soins

Les soins techniques doivent être parfaitement maîtrisés afin que l'infirmière soit à l'aise dans la relation soignant-soigné. Toutefois, ils sont souvent considérés comme prioritaires et laissent parfois peu de place au temps relationnel nécessaire.
Les infirmières considèrent-elles la relation d'aide comme élément fondamental de leur pratique clinique? Ont-elles une vision claire de leur champ de compétence propre? Quelles sont leurs priorités dans l'organisation des soins? Comment se positionnent-elles? En fonction de quels arguments?
Elles considèrent que les effectifs en personnel permettent trop rarement «le soin relationnel» et que les modalités d'application du passage aux 35 heures (ratios d'embauche insuffisants) aggravent la situation. De plus, la durée moyenne de séjour ne cesse de diminuer et engager une relation significative devient aujourd'hui un challenge qui implique une véritable expertise. Notamment celle d'être en capacité de cibler rapidement la problématique du patient ou de son entourage.
L'infirmière est confrontée à des injonctions paradoxales : il lui est demandé efficacité, rapidité, technicité, rentabilité, et en même temps de prendre soin de la personne malade dans sa globalité. Cette démarche nécessite du temps pour connaître les besoins de la personne, poser les problèmes, les diagnostics infirmiers et optimiser le raisonnement clinique infirmier.

L'absence de projet et de planification clairement annoncés

Les personnes malades et leurs proches sont en difficulté face à l'imminence de la mort; l'accompagnement est un soutien fondamental.
La relation d'aide infirmière n'est pas souvent reconnue en tant que soin à part entière et n'apparaît pas toujours dans le projet de soin.
Les infirmières ne s'autorisent pas ou peu à pratiquer la relation d'aide, certaines se voient même reprocher par d'autres membres de l'équipe «*le temps passé à discuter*». Dans la pratique de la relation d'aide, l'infirmière se sent rarement reconnue et soutenue dans cette démarche. Le temps de relation d'aide est peu planifié et même lorsque c'est le cas, il n'est pas toujours respecté, d'autres impératifs priment : visite médicale, téléphone, etc.
Le réinvestissement de la formation continue paraît utopique en dehors d'un réel consensus d'équipe, le soignant nouvellement formé étant souvent marginalisé, solitaire dans sa pratique, compte-tenu des résistances au changement. Ce soin relevant du rôle propre est peu pris en compte quel que soit le lieu d'exercice en soins généraux.
Les infirmières souhaitent que les cadres de santé soient moteurs dans la reconnaissance de la relation d'aide, sa mise en œuvre et son inscription dans les projets de soins et du service.

Cette reconnaissance est aussi attendue par les infirmières libérales : notamment par l'inscription de ce soin relationnel dans la nomenclature ou par sa valorisation dans le cadre d'actes qui y sont déjà inscrits.

Le manque de visibilité de la dimension relationnelle des soins

Le travail relationnel apparaît «indicible», comment en effet rendre compte dans les transmissions d'un contenu relationnel ? Que dire sans dévoiler la confidentialité ? Comment ne pas interpréter ? Qui utilisera les données retranscrites ? Pour quel objectif ? Comment ne pas «figer» un état du patient si labile ? Comment faire des liens avec les diagnostics infirmiers ? Nombre de questions se posent.

La confusion autour des termes utilisés

Les infirmières s'accordent à dire que la dimension relationnelle dans les soins infirmiers est fondamentale. Mais les différents aspects de la relation sont méconnus introduisant une confusion dans les termes.
Si pour certaines, il existe différents niveaux d'écoute et de soutien et une nécessité de formation pour mener un entretien d'aide, pour d'autres, c'est une relation «naturelle» qui ne s'apprend pas et ne demande aucun cadre précis. Bien que la relation soignant-soigné s'inscrive dans un cadre d'aide, elle n'est pas systématiquement une relation d'aide : parler au patient, l'orienter, le conseiller, l'éduquer ne relève pas forcément de la relation d'aide. Dans d'autres situations, les infirmières ne repèrent pas qu'elles pratiquent la relation d'aide, celle-ci n'est donc pas nommée. Ainsi, au sein même de la profession des clarifications semblent nécessaires autour de la terminologie.

La méconnaissance de ce rôle par les autres professionnels de santé

Longtemps, ce sont les médecins qui ont dispensé l'enseignement, organisé les études infirmières. Ils en attendaient compétences techniques et connaissances de la maladie. Tout au long de ces années, l'infirmière a existé par le médecin. Elle était considérée comme l'auxiliaire, l'assistante médicale.
Les autres professionnels de santé ont dans la majorité des cas, un abord spécifique du patient en lien avec une part bien définie de ce qui pose problème : le médecin par la maladie, le masseur-kinésithérapeute par les fonctions motrices, la diététicienne par l'alimentation, l'orthophoniste par la parole…
Contrairement aux infirmières qui travaillent en relais, en équipe avec un suivi et une connaissance de la personne de 24 heures en 24 heures, ces professionnels voient le patient de façon ponctuelle et interviennent en solitaire.
Le regard porté sur l'infirmière est en lien avec cette vision de chacun sur sa propre fonction, elle est bien souvent reconnue pour ses capacités techniques, ses connaissances sur la maladie, le handicap, les traitements de la personne soignée.

Or, les soins infirmiers prennent en compte l'homme dans la maladie et le «prendre soin» de la personne par l'infirmière est d'ordre général avant d'être spécifique.

> Une psychologue raconte que lors de sa prise de fonction dans un établissement hospitalier, elle est appelée à chaque fois qu'un patient pleure, mais dit-elle «lorsque vous annoncez à une personne malade que vous allez l'amputer, que vous venez de découvrir un cancer ou que les douleurs qui l'ont amenée à consulter sont en lien avec une maladie grave chronique, n'est-il pas normal que cette personne pleure? Le soignant à ses côtés à ce moment-là, peut recevoir ces larmes et les mots les accompagnant».

La méconnaissance de ce rôle par le public

Si les infirmières recueillent généralement une bonne opinion du public sur leur profession, l'étendue de leurs compétences reste toutefois méconnue. La représentation de l'exercice infirmier dans le public est souvent associée à des gestes techniques : pansements, piqûres... («la piqueuse») et les notions d'aide et d'écoute sont fréquemment assimilées à du dévouement ou de la «gentillesse». Si les infirmières parlent de rôle propre dont fait partie la relation d'aide, et d'actes sur prescription médicale, pour le public le soin infirmier est un tout et il ne repère pas cette différenciation. Ainsi la relation d'aide infirmière en tant que compétence spécifique reste méconnue.
En revanche les personnes qui ont bénéficié de celle-ci savent faire appel à nouveau à l'infirmière lorsqu'elles en éprouvent le besoin. Elles témoignent aussi que cet espace d'écoute et de soutien les aide à mieux vivre leur maladie et les épreuves qu'elles ont à traverser.

Un manque de compétence à la relation d'aide

L'enseignement en institut de formation en soins infirmiers demeure théorique, avec parfois peu de liens concrets. Il peut être très différent d'un endroit à l'autre tant en contenu qu'en volume horaire.
Ne pas savoir quoi dire, quoi répondre aux patients en fin de vie qui s'interrogent sur leur devenir, quoi faire devant un patient ou une famille en pleurs, semble demeurer problématique pour les équipes... Les infirmières d'équipes mobiles de soins palliatifs sont régulièrement témoins de situations vécues comme difficiles par les équipes, lors des rencontres dans les services mais aussi lors des formations. La difficulté à mener un entretien d'aide se cumule à celle de mettre en évidence la problématique de la personne soignée.

CAS CLINIQUE

Madame Irène, atteinte d'un cancer, est hospitalisée. Au cours de la visite médicale, son époux est présent.-

•••

•••

Il parle et répond pour sa femme : « Je vais vous répondre... Elle n'a pas toujours sa tête... », la contredit : « Mais non, tu ne souffres pas... ». Il nous montre ses escarres : « Regardez son talon gauche... », il lève sa jambe, « Aïe ! » dit sa femme, « Mais non, tu n'as pas mal » répond-il.
En aparté, il ne parle pas de ses ressentis par rapport à la maladie de son épouse, il évite ce sujet.
Il poursuit : « Elle est secrète, très courageuse, je suis un peu brusque avec elle, elle dirait que je la malmène ». Sur la question des enfants, il répond : « Mon fils est à l'étranger, il vit avec une autochtone... Pas de fils pour transmettre le nom. À la maison, les infirmières sont des jeunettes sans expérience, je suis obligé de repasser derrière elles. Les médecins racontent n'importe quoi... moi d'ailleurs, je voulais être médecin ». Il est verbalement agressif.
Lors des transmissions orales, les propos sont les suivants : « Il est masochiste », « Il est raciste... », « ...Personnellement je ne souhaite pas le revoir en entretien... », « ... Il nous a agressées... on est jeune, des femmes... », etc. En note dans le dossier de soins : « L'époux de madame Irène est agressif ».

Dans ce cas clinique, les soignants ne sont pas centrés sur la personne en souffrance et son vécu; ils sont dans le jugement, manquent du recul nécessaire pour analyser la situation.

L'effet miroir, l'identification, le sentiment d'impuissance, entraînent la fuite et une reconnaissance difficile des émotions dans certaines situations.

Trop peu de dispositifs de soutien des soignants, en dehors des unités de soins palliatifs et des équipes mobiles, permettent d'analyser la pratique au quotidien et de trouver une juste distance.

Enfin les connaissances théoriques ne suffisent pas, les maturités personnelle et professionnelle sont nécessaires.

Des problématiques d'interface avec les psychologues

Des difficultés relationnelles sont mentionnées entre infirmières et psychologues par méconnaissance des compétences réciproques et de la complémentarité possible entre ces professionnels. Une personne qui exprime ses émotions (pleurs, colère par exemple) sera bien souvent orientée vers le psychologue. Par contre, un patient en difficulté qui exprime peu ses émotions ne sera pas toujours repéré. Pourtant, l'infirmière peut apporter une réponse en terme d'écoute et de soutien. Il arrive que le psychologue estime que tout ce qui est « d'ordre psychologique » relève de sa seule compétence, reléguant l'infirmière à un rôle strictement technique et lui reprochant de vouloir « toucher à tout ».

Des confusions demeurent entre relation d'aide « thérapeutique » et relation d'aide « psychothérapeutique ». D'une part, les demandes d'aide et les réponses apportées par ces deux professionnels sont complémentaires, d'autre part, les distances relationnelles et le rapport au corps sont de nature différente. Les infirmières ont parfois le sentiment d'abandonner le patient au « psy », elles regrettent les échanges trop pauvres avec ces professionnels. L'analyse des modalités sur lesquelles se basent ces échanges s'avère une nécessité pour favoriser la complémentarité bénéfique au patient et à ses proches.

La création de postes de psychologues est un bénéfice reconnu par les équipes. Dans certaines structures et réseaux de santé, chacun trouve sa place et le travail interdisciplinaire est riche de coopération.

La diversité et la complexité des situations rencontrées exigent une remise en question continuelle et une évolution des pratiques. Malgré ces difficultés et l'écart entre les valeurs professionnelles et la pratique du terrain, les infirmières cherchent à s'approprier l'aspect relationnel de leur fonction, essence même du soin.

En résumé

Les difficultés de mise en œuvre de la relation d'aide en soins infirmiers sont en résumé :

– l'intensité des charges en soins techniques
– un projet de soins n'identifiant pas la relation d'aide
– le manque de visibilité de la dimension relationnelle
– la confusion autour des termes
– une compétence insuffisante.

ENQUÊTES SUR LES TRANSMISSIONS INFIRMIÈRES ORALES ET ÉCRITES

Au terme de ce constat, il est apparu intéressant d'explorer sur le terrain les transmissions écrites infirmières au sujet de la relation d'aide auprès des personnes en situation palliative par le biais d'une enquête. Celle-ci a été corrélée avec une étude effectuée par une équipe mobile de soins palliatifs[1].

Enquête sur 66 dossiers

Les infirmières des équipes mobiles du groupe de travail de la SFAP ont consigné à partir des dossiers de soins les écrits qui rendaient compte d'une activité relationnelle. Les éléments ont été relevés dans les jours précédents leurs interventions : 5 jours avant en service hospitalier et 10 jours avant en unité de long séjour.

36 % des dossiers ne rendent compte d'aucune activité relationnelle.

Dans 15 % des dossiers, les données recueillies sont de l'angoisse et de l'anxiété, ce qui, à chaque fois, entraîne une action (dans le cadre des transmissions ciblées).

Dans 26 % des dossiers, des éléments du vécu du patient sont relevés et dans 23 % des situations, cela a entraîné une ou plusieurs actions.

Seules 15 % des fiches font apparaître une activité relationnelle.

Cela ne signifie pas que cette activité n'existe pas. Mais à l'évidence, les infirmières ont du mal à la décrire clairement.

1. Équipe mobile de soins palliatifs du CHU de Montpellier.

Enquête sur les transmissions orales et écrites

Cette enquête, relative aux transmissions orales et écrites pendant les quarante-huit heures précédant l'intervention d'une infirmière d'équipe mobile, porte sur 21 dossiers.
Elle montre que lorsqu'ils sont mentionnés sous forme de cibles, les termes restent imprécis pour définir le problème du patient ou de sa famille : « *moral* », « *comportement* », « *pleurs* », etc. Le diagnostic infirmier « *anxiété* » est noté une seule fois sans autre commentaire.
Les difficultés se partagent oralement le plus souvent : « *Il n'a plus confiance* », « *Il est triste* », « *Elle pose toujours les mêmes questions* ». L'analyse orale ou écrite n'apparaît pas et aucune action n'est posée.
Les données le plus souvent notées sont : « *comportement du patient ou de la famille* », « *vécu du patient ou de la famille* », « *anxiété* », « *agitation* », « *douleur* », « *angoisse* ».
Des actions posées et notées apparaissent dans 25 % des dossiers : « *écoute* », « *écoute active* », « *entretien* », « *présence* », « *relation d'aide* », « *aide à la verbalisation* ». Trois dossiers révèlent le passage du psychologue.
« *Application thérapeutique* », « *information au patient et/ou à la famille* », « *information* » et « *écoute* » sont retrouvées sur 24 % des diagrammes de soins.
Des données existent dans une partie des dossiers seulement. Des interventions sont réalisées par les infirmières, toutefois elles ont beaucoup de mal à décrire clairement ce qu'elles font, pourquoi elles le font, et les résultats qu'elles recherchent.
Les résultats de ces deux enquêtes se complètent et montrent la pauvreté de l'écrit en lien avec les interventions relationnelles.
À travers les transmissions ciblées, la recherche des diagnostics prévalents, l'élaboration des plans de soins guides, les infirmières ont l'opportunité de mettre en valeur ce travail souvent réalisé dans l'ombre.
La responsabilité professionnelle se trouve également engagée dans la manière de rendre compte de ce travail relationnel auprès des personnes et de leur entourage.
En exercice libéral, la démarche de soins infirmiers (DSI) est sans doute un moyen de faire apparaître ce travail non valorisé dans la nomenclature actuelle.

LES PROJETS DE SOINS PERSONNALISÉS, DE SERVICES ET D'ÉTABLISSEMENTS

La dimension relationnelle des soins infirmiers est rarement une valeur forte inscrite comme telle dans le projet d'établissement et/ou dans le projet de service. Une réflexion approfondie et un consensus d'équipe ne devraient-ils pas aboutir à la mise en place d'un projet de soins individualisé ?
Le projet de soins vise à prendre en compte la singularité de chaque personne hospitalisée et/ou suivie à domicile sur un mode pluridisciplinaire. La personne soignée est reconnue comme acteur de son projet de soins qui s'intègre au

mieux dans son projet de vie. Conduire un tel projet s'entend par la nécessité de reconnaître la place de la dimension relationnelle dans les soins. Ceci amène l'ensemble des professionnels du service ou de l'équipe, à travailler à ce projet personnalisé et nécessite des temps de rencontres, d'échanges, une connaissance du rôle de chacun, des objectifs communs. Les projets de service qui prévoient cette organisation, permettent de mettre l'accent sur certains manques. Par exemple, l'organisation de l'équipe ne permet pas de prioriser certains soins et de faciliter les soins relationnels. Il est important de penser ensemble une organisation différente, une formation centrée sur ce problème...
Le projet de service doit également penser la continuité des soins donc le passage d'un service à l'autre ou dans un autre établissement ainsi que la poursuite des soins à domicile. Le projet de service s'inscrit dans le projet d'établissement ainsi défini par l'article L.6143-2 du Code de la santé publique.

> Le projet d'établissement définit, notamment sur la base du projet médical, les objectifs généraux de l'établissement dans le domaine médical et dans celui des soins infirmiers, de la recherche biomédicale, de la gestion et du système d'information. Il comprend un projet social.

Ce projet est établi pour une période maximale de cinq ans. Certains établissements annoncent dès l'introduction du projet en cours, leur engagement dans une prise en charge holistique de la personne : *« Usagers et professionnels se sont rencontrés dans les valeurs qui fondent ce projet d'établissement : l'empathie, le respect de la personne, l'écoute, la justice et l'hospitalité »*[1]. D'autres établissements sont plus centrés sur une approche « gestionnaire » de la santé.
En exercice libéral, les mêmes réflexions sont à mener autour des projets de soins personnalisés, des possibilités de lien entre les différents professionnels libéraux, mais aussi entre les différentes structures où le patient sera suivi. La rencontre entre professionnels commence à être prise en considération sous la forme de réunions de coordination rémunérées dans le cadre des réseaux de santé, mais doit encore être améliorée. La dimension relationnelle tant à l'égard de la personne malade que de ses proches est intégrée au projet de soins mais elle est peu reconnue.
L'introduction d'un mode de rémunération sous forme de forfaits dans le cadre de contrats de santé publique en soins palliatifs permettra-t-elle d'améliorer cette situation pour les infirmières libérales ?

LA LITTÉRATURE PROFESSIONNELLE

Les articles et ouvrages sur la relation d'aide sont nombreux, ainsi qu'en témoigne la bibliographie. Les écrits d'infirmières françaises ne sont cependant pas

1. Exemple du CHRU de Lille.

très abondants au regard de ceux de leurs collègues canadiennes ou nord-américaines. En France les infirmières exerçant en psychiatrie se sont davantage, et de façon beaucoup plus précoce, exprimées que leurs collègues sur ce sujet qui est au cœur de leur pratique.

De nombreux termes sont utilisés dans la littérature pour évoquer ou qualifier la relation d'aide : « soins relationnels », « aide et soutien psychologique », « relation de soutien », « relation d'aide formelle, informelle », « relation d'aide thérapeutique », « psychothérapeutique », etc. Dans un premier temps les définitions recueillies restent floues bien qu'elles soient riches et intéressantes. Diverses revues professionnelles publient aussi des articles sur la relation d'aide; toutefois leur contenu reste souvent assez théorique, c'est pourquoi les auteurs du présent ouvrage ont choisi d'illustrer les aspects théoriques par de nombreuses situations cliniques dans divers champs de l'activité infirmière. Ces « mises en situation » cherchent à créer du lien entre les aspects conceptuels et la pratique de terrain.

Le croisement des données issues de la bibliographie a permis d'extraire les éléments relatifs à la spécificité de la relation d'aide infirmière. Ceux-ci seront étayés par une réflexion qui tout au long de l'ouvrage cherche à clarifier et à mettre en avant ce qu'est la relation d'aide en soins infirmiers.

Le cadre réglementaire

LE CADRE RÉGLEMENTAIRE DE LA RELATION D'AIDE DANS LA PROFESSION D'INFIRMIÈRE

Être infirmière impose des responsabilités professionnelles, des devoirs, des attitudes qui sont inscrites dans les textes officiels.
Depuis le décret n° 2004-802 du 29 juillet 2004, ces textes sont insérés dans le Code de la santé publique.
Il s'agit principalement de deux textes : l'un regroupant les articles R 4311-1 à R 4311-15, l'autre constitué des articles R 4312-1 à R 4312-49 du CSP.[1]

LES ACTES PROFESSIONNELS

Dans le décret n° 93-345 du 15 mars 1993 relatif aux actes professionnels et à l'exercice de la profession d'infirmier l'« *aide et soutien psychologique* », la « *relation d'aide thérapeutique* » faisaient partie du rôle propre infirmier (art. 3). Dans la dernière version du décret (articles R 4311-1 à R4311-15 du CSP), le législateur a supprimé en 2002 : « *relation d'aide thérapeutique* » et a maintenu « *aide et soutien psychologique* ».

> Art. R 4311-5[2] :
> *« ... Dans ce cadre, l'infirmier a compétence pour prendre les initiatives et accomplir les soins qu'il juge nécessaires... Il identifie les besoins de la personne, pose un diagnostic infirmier, formule des objectifs de soins, met en œuvre les actions appropriées et les évalue...*
> *Art. 5 : Dans le cadre de son rôle propre, l'infirmier accomplit les actes ou dispense les soins suivants... :*
> *Entretien d'accueil privilégiant l'écoute de la personne avec orientation si nécessaire;*
> *Aide et soutien psychologique »*

1. Anciennement décret n° 93-221 du 16 février 1993 relatif aux règles professionnelles.
2. Code de la santé publique; livre III; Auxiliaires médicaux; profession d'infirmier; chapitre 1er, section 1, actes professionnels.

L'article R 4311-1 pose les bases du rôle propre infirmier et de la déontologie professionnelle.

> Art. R 4311-1 (extrait) : « *L'exercice de la profession d'infirmier comporte l'analyse, l'organisation, la réalisation de soins infirmiers et leur évaluation... Dans l'ensemble de ces activités, les infirmiers sont soumis au respect des règles professionnelles et notamment du secret professionnel.* »

L'article R4311-2 vise explicitement :
– la qualité des soins et le souci de la personne ;
– les recommandations professionnelles relatives à l'approche globale de la personne malade ;
– les conditions de l'accompagnement et des soins palliatifs.

> Art. R 4311-2 (extrait) : « *Les soins infirmiers, préventifs, curatifs ou palliatifs, intègrent qualité technique et qualité des relations avec le malade. Ils sont réalisés en tenant compte de l'évolution des sciences et des techniques. Ils ont pour objet, dans le respect des droits de la personne, dans le souci de son éducation à la santé et en tenant compte de la personnalité de celui-ci dans ses composantes physiologique, psychologique, économique, sociale et culturelle [...] de participer à la prévention, à l'évaluation et au soulagement de la douleur et de la détresse physique et psychique des personnes, particulièrement en fin de vie au moyen des soins palliatifs et d'accompagner, en tant que de besoin, leur entourage* ».

LA DÉONTOLOGIE INFIRMIÈRE

Le code de déontologie international

Le code de déontologie du Conseil international des infirmières (CII) précise dans son préambule, les « quatre responsabilités essentielles des infirmières : promouvoir la vie, prévenir la maladie, restaurer la santé et soulager la souffrance ». Le respect des droits de l'homme, et notamment du droit à la vie, à la dignité et à un traitement humain, y est souligné.
Dans le chapitre premier concernant l'infirmière et l'individu, le respect des droits de la personne s'étend aux valeurs, aux coutumes et aux croyances spirituelles de l'individu, de la famille et de la collectivité. Toutes valeurs auxquelles l'infirmière sera particulièrement attentive dans la relation d'aide.

Les règles professionnelles

L'exercice de la profession infirmière n'est pas régi actuellement par un code de déontologie, toutefois, la loi portant création d'un ordre national des

infirmiers[1], prévoit que celui-ci aura pour mission de préparer ce code, édicté sous forme d'un décret en Conseil d'état.
En attendant, les textes en vigueur fixant les devoirs qui incombent à cette profession, sont les règles professionnelles (CSP, art. R 4312-1 à R 4312-49).
Le premier chapitre fixe les devoirs généraux de la profession infirmière : le respect de la vie et de la personne humaine, de la dignité et de l'intimité du patient et de sa famille (art. 2), le respect du secret professionnel (art. 4) et de la confidentialité sur les lieux d'exercice (art. 5), le devoir d'établir correctement les documents qui sont nécessaires aux patients (art. 16), la responsabilité et l'éthique à l'égard des patients et des autres membres de la profession (art. 3, 6, 11, 14, 15).
Il est manifeste que le respect de ces différentes règles professionnelles participe à la protection des personnes soignées et contribue à l'accompagnement des personnes en fin de vie et de leurs proches.

> Art. R 4312-2 : « *L'infirmier ou l'infirmière exerce sa profession dans le respect de la vie et de la personne humaine. Il respecte la dignité du patient et de la famille.* »
> Art. R 4312-10 : « *Pour garantir la qualité des soins qu'il dispense et la sécurité du patient, l'infirmier ou l'infirmière a le devoir d'actualiser et de perfectionner ses connaissances professionnelles.* »
> Art. R 4312-26 : « *L'infirmier ou l'infirmière agit en toute circonstance dans l'intérêt du patient.* »

Ces textes se recoupent et sont en cohérence. Celui relatif aux actes professionnels et à l'exercice de la profession d'infirmier fait écho aux règles professionnelles, et aux droits des personnes malades.
Les termes « aide et soutien psychologique » font partie du rôle propre infirmier. Cette relation est une dimension indissociable des soins infirmiers dans le domaine des soins de base, techniques, préventifs ou éducatifs.
Dans le cadre de ce rôle l'infirmière est autonome dans la prise de l'initiative, elle prescrit le soin, en est responsable juridiquement.
En pratique libérale il convient de relativiser cette affirmation, la prescription médicale étant actuellement indispensable pour le remboursement des soins.
Cette situation devrait évoluer puisque le projet de loi de financement de la sécurité sociale de 2007 prévoit le droit pour les infirmières de prescrire des dispositifs médicaux.
Au vu de l'ensemble de ces textes, les termes « aide et soutien psychologique » sous-entendent inévitablement un devoir, des responsabilités, le respect des personnes, une démarche ou un raisonnement clinique, la formation des infirmières (voir page 44) et l'évaluation.

1. Loi n° 2006-1668 du 21 décembre 2006. *Journal officiel* du 27 décembre 2006.

LE CADRE RÉGLEMENTAIRE DE LA RELATION AIDANTE DANS LA PROFESSION D'AIDE-SOIGNANT

LES TEXTES DE RÉFÉRENCE ET LA FORMATION

L'article R 4311-4 du Code de la santé publique relatif aux actes professionnels infirmiers précise :

> « *Lorsque les actes accomplis et les soins dispensés relevant de son rôle propre sont dispensés dans un établissement ou un service à domicile à caractère sanitaire, social ou médico-social, l'infirmier peut sous sa responsabilité, les assurer* avec la collaboration d'aides-soignants, *d'auxiliaires de puériculture ou d'aides médico-psychologiques qu'il encadre et* dans les limites de la qualification reconnue *à ces derniers du fait de leur fonction...* »

L'arrêté du 22 octobre 2005 relatif au diplôme d'aide-soignant reprend ces notions de collaboration dans l'annexe 1 du référentiel de formation du diplôme professionnel d'aide-soignant :

> L'aide-soignant exerce son activité sous la responsabilité de l'infirmier, dans le cadre du rôle propre dévolu à celui-ci, conformément aux articles R 4311-3 à R 4311-5 du Code de la santé publique.
> Son rôle s'inscrit dans une approche globale de la personne soignée et prend en compte la dimension relationnelle des soins. L'aide-soignant accompagne cette personne dans les activités de sa vie quotidienne, il contribue à son bien-être et à lui faire recouvrer, dans la mesure du possible, son autonomie.
> Travaillant le plus souvent dans une équipe pluriprofessionnelle, en milieu hospitalier ou extrahospitalier, l'aide-soignant participe, dans la mesure de ses compétences et dans le cadre de sa formation, aux soins infirmiers préventifs, curatifs ou palliatifs. Ces soins ont pour objet de promouvoir, protéger, maintenir et restaurer la santé de la personne, dans le respect de ses droits et de sa dignité.

Deux points méritent d'être soulignés au regard de ces deux textes :

– la collaboration s'inscrit dans le cadre du rôle propre de l'infirmière;

– la collaboration concerne les modules enseignés au cours de la formation d'aide-soignant.

L'aide-soignant doit être capable de *« discerner les informations à transmettre dans le respect des règles déontologiques et du secret professionnel »*.[1]

L'arrêté du 22 octobre 2005 décline les objectifs de formation des aides-soignants dans la dimension relationnelle et les compétences attendues en regard de ces objectifs :

1. Arrêté du 22 octobre 2005, relatif au diplôme aide-soignant – Module 7.

> *Objectifs de formation*
>
> Dans le cadre du rôle propre de l'infirmier, en collaboration avec lui et sous sa responsabilité, être capable de :
>
> Module 1 – Accompagnement d'une personne dans les activités de la vie quotidienne
>
> – identifier les besoins essentiels de la personne et prendre en compte sa culture, ses habitudes de vie, ses choix et ceux de sa famille;
> – repérer l'autonomie et les capacités de la personne;
>
> Module 2 – L'état clinique d'une personne
>
> – observer la personne et apprécier les changements de son état clinique;
> – situations pathologiques et conséquences sur l'état clinique de la personne : la maladie aiguë, la maladie chronique, les situations d'urgence, les situations de fin de vie, la douleur et son expression, la souffrance, le deuil…
>
> Module 5 – Relation – Communication
>
> – écouter la personne et son entourage et prendre en compte les signes non verbaux de communication sans porter de jugement;
> – s'exprimer et échanger en adaptant son niveau de langage, dans le respect de la personne et avec discrétion;
> – expliquer le soin réalisé, les raisons d'un geste professionnel et apporter des conseils sur les actes de la vie courante;
> – faire exprimer les besoins et les attentes de la personne, les reformuler et proposer des modalités adaptées de réalisation du soin;
> – apporter des informations pratiques adaptées lors de l'accueil dans le service dans le respect du règlement intérieur;
> – identifier les limites de son champ d'intervention dans des situations de crise, de violence en prenant du recul par rapport à la personne et à sa situation.

L'aide-soignant est formé à la relation soignant-soigné. Les pratiques référencées dans ces modules sont :

– accueil et information de la personne et de son entourage.
– écoute et reformulation.
– communication verbale et non verbale.
– adaptation de la communication aux différentes situations rencontrées dans les soins.
– accompagnement d'une personne en fin de vie et accompagnement de son entourage.
– éducation d'une personne pour favoriser ou maintenir son autonomie.
– participation à la démarche éthique.

Les modules 1 et 2 apportent à l'aide-soignant les connaissances et la pratique nécessaire pour s'inscrire dans une réflexion professionnelle centrée sur la

personne en collaboration avec l'infirmière, en référence à la démarche de soins.
Dans le module 5, de par les attitudes d'écoute, de reformulation, leur champ de compétences s'inscrit dans une relation aidante (voir page 29). En référence à l'article R 4311-4 du Code de la santé publique, la relation d'aide ne fait pas partie des compétences des aides-soignants puisque les limites de la qualification sont définies et reconnues du fait de leur formation.

LA RÉALITÉ DE L'EXERCICE DU MÉTIER

L'importance de la dimension relationnelle de la fonction d'aide-soignant est relevée par la circulaire DGS/853/DH/FH1 N° 96-31 du 19 janvier 1996 relative au rôle et aux missions des aides-soignants :

> « *L'activité de l'aide-soignant comporte une dimension relationnelle très importante, compte tenu notamment du temps passé auprès de la personne soignée et de sa famille.*
> *Cette relation doit prendre en considération les habitudes de vie du patient, ses valeurs et son environnement, tout en respectant sa personnalité et sa dignité. Elle revêt une importance toute particulière notamment lorsque celui-ci est un enfant, une personne handicapée, une personne atteinte d'une maladie chronique évolutive, une personne âgée, une personne en fin de vie.* »

La même circulaire souligne le rôle actif à jouer par les aides-soignants au moment des transmissions orales et écrites :

> « …il leur appartient de consigner, dans le dossier de soins les observations qu'ils ont réalisées. Ces observations constituent une aide précise dans l'identification des besoins de santé du patient qui permettra de définir les objectifs de soins… »

Le référentiel *Métier aide-soignant* (2003) élaboré par le GERACFAS[1] définit les activités de l'aide-soignant en regard du rôle propre infirmier.
Concernant « *aide et soutien psychologique* », il précise :
« – *participation à l'aide et au soutien psychologique en utilisant des moyens de communication adaptés,*
– transmission des observations. »
L'aide-soignant n'a pas reçu d'enseignement à la relation d'aide dans le cadre de sa formation initiale. Selon les textes réglementaires il n'a donc pas la qualification pour la mettre en œuvre. Cependant, interlocuteur privilégié des personnes soignées et compte tenu de la proximité dans les soins, il a un rôle à exercer dans l'aide et le soutien psychologique.

1. Groupe d'Études de Recherche et d'Action pour la Formation d'Aide-Soignant.

Le cadre conceptuel en soins infirmiers

DES CONCEPTS FONDAMENTAUX

De nombreuses infirmières ont développé différentes théories en soins infirmiers qui marquent la profession. Elles ont participé à définir la discipline infirmière. Elles s'appuient sur une philosophie humaniste.
Toutes ces théories sont construites autour de concepts fondamentaux :

– une conception de l'être humain, une définition de la santé et de la maladie ;
– une conception de la personne dans son environnement ;
– une définition des soins infirmiers et de leurs buts ;
– une conception du rôle infirmier.

La dimension relationnelle dans les soins infirmiers y est développée. Certaines théoriciennes comme Virginia Henderson (1954, USA, école des besoins), Jean Watson (1988, USA, école du soin humain), Rosette Poletti (Suisse) ont défini la relation d'aide infirmière ainsi que son bien fondé et ont permis l'enracinement de ce soin dans les concepts et les sciences en soins infirmiers. M.-F. Collière dans son célèbre ouvrage *Promouvoir la vie*[1] décrit trois courants socio-économiques qui ont eu une influence sur le rôle de l'infirmière :

– un courant lié à la technicité et centré sur la maladie ;
– un courant de revalorisation de la relation soignant-soigné ;
– un courant axé sur le développement de la santé.

La revalorisation de la relation soignant-soigné est introduite prioritairement dans les domaines de la psychiatrie et du service social. Dans les années 1970, elle va amener un questionnement sur les soins infirmiers et introduire, notamment avec V. Henderson, la notion de besoins fondamentaux de la personne malade. Pour M.-F. Collière, c'est ce courant axé sur la relation soignant-soigné qui va donner naissance au dossier de soins (1970) et au plan de soins (1972) et qui permettra le développement des premières recherches en soins infirmiers (1980).

LA PERSONNE

Définir l'être humain comme une personne relève d'un choix éthique. D'un point de vue philosophique, seul l'être raisonnable est une personne, se différenciant ainsi d'une chose, capable d'agir selon une règle universelle.

1. COLLIÈRE M.-F., *Promouvoir la vie*. Paris, InterÉditions, 1982.

E. Kant présuppose que soit acquise cette différence entre les choses et les personnes : « *Agis de telle sorte que tu traites l'humanité aussi bien dans ta personne que dans la personne d'autrui toujours en même temps comme une fin et jamais seulement comme un moyen* ».[1]
Un être raisonnable, est un être libre et parlant pouvant, avec d'autres constituer une communauté de personnes.
Ainsi, pour E. Mounier, *« L'acte premier de la personne, c'est donc de susciter avec d'autres une société de personnes dont les structures, les mœurs, et finalement les institutions soient marqués par leur nature de personnes... »*[2]
Quelle que soit la théorie de soins, l'être humain est unique, non fragmenté, indivisible : c'est un système ouvert en relation constante avec un environnement changeant auquel il doit sans cesse s'adapter. L'adaptation se fait aux niveaux physique, cognitif, émotionnel et comportemental qui constituent des repères témoignant de la manière dont la personne réagit et s'adapte à la situation qu'elle est en train de vivre.
Ces repères sont :

– des éléments physiques : aspect, pouls, tension, douleur...
– des éléments cognitifs : ce que la personne dit de sa maladie, ses expériences, ses croyances...
– des éléments émotionnels : anxiété, peur, colère, tristesse, joie...
– des éléments comportementaux : agitation, passivité, repli...

Selon A. Maslow les besoins humains sont organisés selon une hiérarchie, et représentés sous forme d'une pyramide de cinq étages.
Il considère qu'il existe des besoins qui visent à combler des manques. Lorsque tous ces manques sont comblés la personne peut alors se dépasser, s'accomplir et se réaliser pleinement.

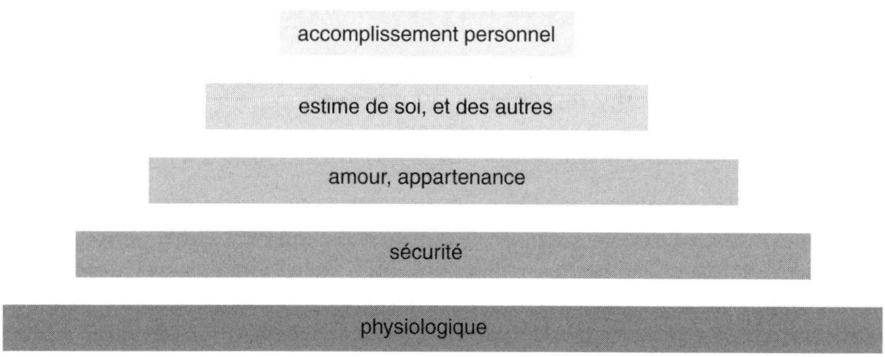

Pyramide des besoins

1. KANT É., *Fondements de la métaphysique des mœurs*, 1785.
2. MOUNIER E, *Le personnalisme*. Paris, P.U.F, 1962.

Pour V. Henderson fortement influencée par Maslow (1956) : « *Tout être humain tend vers l'indépendance et la désire.* »
L'un de ses principes en soins infirmiers est que *« l'être humain a des besoins fondamentaux qui doivent être satisfaits, sous peine de voir apparaître des problèmes pouvant exiger l'intervention d'autrui jusqu'à ce que la personne puisse se reprendre en main »*[1].

> Cette conception basée sur la notion de besoins fondamentaux doit permettre de rechercher les manifestations d'indépendance ou de dépendance dans la satisfaction des besoins fondamentaux ainsi que les sources de difficulté qui peuvent être d'ordre physique, psychologique, liées à un manque de connaissance ou une carence dans l'environnement matériel et humain.
> L'infirmière va identifier ainsi les ressources et les limites de la personne soignée et de son entourage et co-construire avec eux le projet de soins.

Dans sa définition des soins infirmiers Nancy Ropert analyse l'être humain comme un système ouvert situé sur un continuum dépendance/indépendance.
Les interventions de soins infirmiers permettent à la personne de faire face aux mouvements d'un pôle à l'autre : *« dans le contexte des soins de santé et dans des proportions diverses, les soins infirmiers ont pour but d'aider une personne à progresser vers le pôle d'une indépendance maximum pour elle dans chacune des activités de la vie quotidienne, de l'aider à y rester, de l'aider à faire face lors de tout mouvement vers le pôle de la dépendance et finalement parce que l'homme est un être mortel, de l'aider à mourir avec dignité »*[2].
Pour R. Rizzo Parse (1981), la personne est un être en devenir, en perpétuelle recherche d'elle-même. Elle est libre de choisir, ce qui la rend imprévisible et toujours changeante.
Elle est une entité aux dimensions biologique, psychologique, spirituelle et sociale à considérer aux différents âges de la vie.

LA SANTÉ

La santé est un concept difficile à définir, elle intéresse différents champs (médical, sciences humaines, philosophique, historique…). « *La notion de santé concerne à la fois l'homme et le monde* »[3]. Certains facteurs sociétaux influencent la santé comme la politique de santé menée dans le pays, l'accès aux soins, l'état sanitaire… En France la création de la sécurité sociale a

1. DOENGES M.E., MOORHOUSE M.F., BURLEY J.T., *Application de la démarche de soins et des diagnostics infirmiers*. Paris, Maloine, 1995.
2. *A model for nursing and nursology*. Journal of Advanced Nursing, vol. 1, 1976. pp. 219-227.
3. DESFORGES Frédérique, Histoire et philosophie : une analyse de la notion de santé. In : *Histoire, économie et société*, 2001, n° 3, pp. 291-301.

renforcé le lien entre santé et société, lien qui se consolide avec la politique (mesures prises au moment de la canicule, plan cancer, plan douleur…). Des facteurs environnementaux (pollution, conditions de travail…), d'autres en lien avec des choix de vie (pratiquer un sport, fumer ou pas…) peuvent influencer la santé des personnes. Chaque homme a sa propre perception de la santé, elle le concerne dans son unicité. L'évolution de la notion de santé en fait un problème public, national et international d'où une définition très large de la santé donnée par l'Organisation mondiale de la santé (OMS). Elle a été validée par les représentants de soixante et un états et n'a pas été modifiée depuis 1946 : « *La santé est un état de complet bien-être physique, mental et social et ne consiste pas seulement en une absence de maladie ou d'infirmité.* »

Cette définition souligne l'intérêt pour les professionnels de santé d'une approche globale de la personne, mais prise à la lettre, comme le souligne P. Ancet[1], cette définition peut évoquer « *une recherche illusoire de la santé parfaite* », laquelle peut conduire à l'idée de perfection. Cette représentation de la perfection « *fait apparaître certains états comme pathologiques alors qu'ils sont tout à fait normaux* ».

Avec l'accroissement du nombre de personnes vivant avec une maladie chronique, du nombre de personnes âgées présentant des polypathologies, cette définition de l'OMS gagnerait peut-être à être affinée afin de mieux prendre en compte cette évolution de la notion de santé des populations.

Dans le cadre de la relation d'aide, il pourra être intéressant de repérer la représentation que chaque personne a de la santé en général et de sa propre santé en particulier.

Virginia Henderson définit la santé comme étant « *un état où l'être humain satisfait tous ses besoins seul et sans effort, il est indépendant* ».

Mira Levine (1969) enrichit cette idée par la « *capacité de mobiliser des ressources pour faire face aux changements et maintenir un équilibre* ».

R. Rizzo Parse (1981) et Calista Roy (1986) renforcent cette notion de la santé par l'idée d'un processus dynamique dans l'adaptation. La santé est : « *une réponse adaptative cohérente* » (C. Roy), « *un processus de devenir, en mouvement,… un engagement personnel* » (R. Rizzo Parse).

À travers ces différentes définitions, il apparaît que la santé n'est pas seulement l'absence de maladie, mais plutôt un équilibre, où la personne se sent bien sur un plan physique, mental, social et spirituel. C'est une possibilité d'adaptation face à un changement quel qu'il soit. L'homme fait face à l'imprévu, s'adapte et grandit à chaque fois qu'il peut surmonter une difficulté, une crise. Il trouve en lui des ressources qu'il ne soupçonnait pas avant d'avoir traversé cette épreuve.

La maladie, dans notre société judéo-chrétienne, a longtemps été vécue comme une punition de Dieu. Actuellement, si certaines personnes peuvent encore le vivre ainsi, elle est davantage perçue comme une faute commise envers son corps « J'ai trop fumé », « Je n'ai pas écouté mon corps »… Dépasser cette

1. ANCET P. (Pr agrégé de Philosophie), *Les vies fragiles et la notion de santé parfaite.* Intervention dans le cadre du comité d'éthique (CHU Toulouse, 2003).

impression de culpabilité, et ne plus percevoir la maladie comme une fatalité permet à l'homme de chercher des possibilités pour guérir ou vivre avec.
La maladie est une rupture de l'équilibre propre à chacun et qui existait ou non avant la maladie. C'est un signal d'alarme, un événement pouvant entraîner une dépendance et/ou une perte d'autonomie.
La définition du *Dictionnaire des soins infirmiers*[1] présente la maladie comme « *une altération de l'état de santé qui se traduit notamment par un ensemble de ruptures d'ordre physique, mental et/ou social et se manifeste par des symptômes objectifs et subjectifs.* »
L'infirmière accompagne le patient tout au long de la maladie, elle l'aide à vivre avec, à trouver un nouvel équilibre qui lui convienne. Elle prend soin de la personne pour qu'elle s'adapte à cette nouvelle situation, qu'elle guérisse ou non.

L'ENVIRONNEMENT

Le terme environnement sous-tend plusieurs sens. Au fil du temps, le mot environnement a désigné tout autant le mouvement (faire le tour) et le contenant (entours, contours) que le contenu (ce qui est dans l'entour).
Dans son sens sociétal, l'environnement désigne[2] le « *milieu physique, construit, naturel et humain dans lequel un individu ou un groupe fonctionne; incluant l'air, l'eau, le sous-sol, la faune, la flore, les autres organismes vivants, les êtres humains et leurs interrelations* ».
Qu'est-ce que l'environnement pour l'homme? Un industriel répondra « pollution », un représentant d'un département évoquera « l'écosystème », celui d'une commune pensera « déchets et gestion de ces derniers ».
L'environnement proche pour la personne inclut l'intégrité de son corps, ses rythmes, les milieux humains (familial, amical, social) dans lesquels elle évolue, ses habitudes de vie (culture, langue, habitudes alimentaires, animaux de compagnie…), ses lieux de vie (habitation, travail…).
La personne vit en interaction avec son milieu, elle est influencée par son environnement humain et matériel et elle influence dans le même temps cet environnement.
S'agissant de l'environnement humain de la personne, son entourage dont la famille et les proches ne peut être ignoré. La famille est tout à la fois système et institution. Elle est système dans lequel une partie dépend de l'autre pour fonctionner et permettre à l'ensemble de progresser sans problème. Les personnes ont un objet commun pour garder le lien (amour, projet, argent…).
Le proche est celui qui a une relation étroite avec l'aidé, il peut être intime et/ou avoir des affinités (sport, lectures…). Le lien est plus affectif que géographique. Le proche est choisi par la personne.
L'environnement évoque ainsi le cadre de vie, son contexte et sa qualité.

---

1. AMIEC Recherche, *Dictionnaire des soins infirmiers et de la profession infirmière* (ouvrage collectif). Masson, 2005.
2. http://fr.wikipedia.org/wiki/Environnement consulté le 15 janvier 2007, mise à jour le 15 janvier 2007.

L. J. Carpenito parle de contexte intrinsèque (chômage, divorce, naissance…) et de contexte extrinsèque (pollution, structures sanitaires…).
Le patient hospitalisé quitte une partie de son environnement lorsqu'il entre en institution. Lorsque les soins sont prodigués à domicile, il accueille le soignant dans son environnement.
La personne hospitalisée ne revêt pas un statut de malade, laissant sur le seuil celui de bien portant. Elle est la même que celle qui, peu avant, arpentait les rues piétonnes de la ville ou préparait le repas de la famille.
La crise, la maladie, l'hospitalisation créent une rupture dans les repères environnementaux de la personne, une rupture avec sa vie habituelle. Tout changement nécessite une adaptation (au nouveau milieu, à la maladie, à la perte…).
La crise touche chacun des membres de la famille dans sa vie propre et le groupe familial dans son ensemble. Les rôles peuvent être modifiés, les relations exacerbées.
L'hospitalisation crée un sentiment de déracinement. Ce monde est angoissant, il y a modification des rythmes (levers, repas), obligation de nouvelles relations (soignants). Ce nouveau lieu de vie implique « des partages obligés » (chambre à deux lits, entrées/sorties…), parfois un sentiment d'humiliation (pertes des capacités physiques, du contrôle de soi), ou de dépersonnalisation (pyjama uniforme…).
Le rôle du soignant a pour but d'assurer à la personne un environnement le plus sécurisant possible et le maintien du lien avec son environnement.
Isoler la personne sans tenir compte de ses proches, de son travail, de ses loisirs, de son lieu d'habitation serait une aberration dans la démarche de soins infirmiers. Les projets de soins intègrent ce contexte environnemental.
Pour V. Henderson, c'est à partir de l'observation clinique des besoins fondamentaux de la personne que l'infirmière peut évaluer les problèmes posés et déterminer les soins à prodiguer. Cette notion de besoin va tenir compte de l'environnement de la personne : « *De ces choses qui nous relient à la vie* ».

LES SOINS INFIRMIERS : DE « SOIGNER » À « PRENDRE SOIN »

« Soigner » et « traiter » ne sont pas synonymes même s'ils ont souvent été objets de confusion. M.-F.Collière, dans de nombreux écrits a rappelé que les soins et les traitements sont de nature différente. « *Retrouver le sens originel des soins*, dit-elle, … *c'est une interrogation sur ce qui permet d'exister, sur ce qui permet de vivre, compte tenu des difficultés rencontrées* »[1]. La relation d'aide se situe probablement en proximité de cette interrogation.
Elle précise que « *la méprise constante entretenue entre ce qui est de l'ordre des soins et ce qui est de l'ordre des traitements fait que ces derniers sont abusivement dénommés « soins », ce qui laisse à penser que seuls les traitements représentent l'action thérapeutique* ». Or, les personnes malades disent fortement combien tout ce qui les aide à vivre reste essentiel à leur bien-être et à leur santé.

1. COLLIÈRE M.-F., *Soigner… le premier art de la vie*, 2e édition. Masson, 2001, p. 106 et 122.

C'est en 1950 qu'est officiellement adoptée, grâce à l'OMS, la terminologie de « *soins infirmiers* » prenant le relais des termes d'usage à l'époque : « *soins généraux* »[1]. Le dictionnaire des soins infirmiers les définit comme : « *l'ensemble de connaissances, de compétences et de techniques relatives à la conception et à la mise en œuvre d'actes infirmiers. Ils ont pour but de répondre aux besoins de santé d'une personne et/ou d'une collectivité et font l'objet de la discipline enseignée au personnel infirmier.* »

Ils ont connu un long processus de professionnalisation par lequel l'infirmière, auxiliaire du médecin et technicienne, va progressivement acquérir un champ d'autonomie propre en s'intéressant à la personne malade et à sa santé et pas seulement à la maladie et aux soins techniques. L'évolution de la formation va l'aider à se centrer sur une approche globale de la personne dans son environnement.

Progressivement, l'histoire des soins infirmiers va permettre qu'ils s'inscrivent dans une dimension relationnelle ou qu'ils constituent un soin relationnel à part entière (relation d'aide). Ils vont aussi représenter *« un enjeu formidable pour la profession en créant une dynamique et une évolution des soins infirmiers »*[2].

Cette approche prenant en compte l'ensemble des dimensions de l'être humain va progressivement occulter la notion de « prise en charge » et privilégier celle de « prendre soin », davantage respectueuse de la personne comme sujet de soins.

En soins palliatifs, la notion de prendre soin a essaimé au-delà des soins infirmiers et a été précisée dans le cadre de la conférence de consensus intitulée : « L'accompagnement des personnes en fin de vie et de leurs proches »[3]. En réponse à la question « Peut-on soigner sans prendre soin ? », le préambule précise que prendre soin vise au-delà de la technicité du geste, à soulager les symptômes, diminuer la souffrance et donc favoriser l'autonomie et le confort de la personne.

Le « prendre soin » « *nécessite compétence, attention, écoute, tact et discrétion, afin de préserver le sens et la justesse des décisions adoptées dans la concertation* ».

Deux recommandations relatives à cette question sont à retenir :

– introduire l'apprentissage à l'écoute dans le cursus de formations suivies par l'ensemble des professionnels et acteurs de santé ;

– promouvoir ce qui contribuerait à restituer une valeur sociale, une estime de soi à des personnes aux marges de la société souvent éprouvées par un sentiment d'indifférence et d'abandon.

Les Anglo-saxons utilisent le terme de *caring* où le « prendre soin » qui est une philosophie humaniste prend racine dans un système de valeurs, dans les sciences humaines et dans un idéal moral. C'est une approche centrée sur la

1. MAGNON R., *Les infirmières : identité, spécificité et soins infirmiers. Le bilan d'un siècle.* Masson, 2003, p. 45.
2. DUBOYS-FRESNEY C., PERRIN G., *Le métier d'infirmière en France,* 4e édition. Paris, P.U.F, « Que sais-je ? », 2005, p. 64.
3. ANAES (actuellement Haute Autorité de Santé), les 14 et 15 janvier 2004.

santé, la qualité de la vie, elle prend en compte la personne dans sa globalité. Pratiquer la science du *caring* en soins infirmiers, c'est s'occuper d'une personne telle qu'elle est, en lien avec ce qu'elle aimerait ou pourrait être.

En soins infirmiers, dans toutes situations d'accompagnement, la raison d'être du « prendre soin » est sous-tendue par la qualité de la relation. C'est le plus souvent dans la situation de complexité du moment que vit la personne que s'instaure la relation d'aide.

La relation d'accompagnement fait appel à la notion de coexistence, il y a l'un et l'autre, les deux sont distincts. Accompagner, c'est aller avec, se joindre à, être en phase avec. La relation s'inscrit dans le temps « aller vers », « en même temps », sur un mode spatial « pour aller où la personne va ». Ces trois dimensions, relation, temps et espace, sont interdépendantes. La relation se tisse autour d'un but déterminé ensemble, dans une reconnaissance mutuelle, un pouvoir partagé. Les postures de l'accompagnement peuvent varier selon le contexte, l'accompagnateur peut être conseiller, médiateur, interprète, guide…

De « soigner » à « prendre soin », s'est progressivement développée une culture du souci d'autrui et des enjeux éthiques engagés notamment auprès des personnes vulnérables et/ou en perte d'autonomie. Prendre soin consiste aussi à développer une éthique de la sollicitude. Les mots « soin » et « sollicitude » ont d'ailleurs des sens communs : « se soucier de… », « s'intéresser à… », « veiller sur quelqu'un… », « s'occuper de son bien-être ».

LA DÉMARCHE CLINIQUE INFIRMIÈRE

L'infirmière, dans son activité quotidienne, collecte des données, objectives et subjectives, auprès de la personne soignée, de ses proches et de l'équipe soignante.

Certaines de ces données relèvent du champ strictement biomédical. Leur recherche et leur analyse permettent une étroite collaboration avec le médecin. Elles sont une aide pour l'élaboration du diagnostic médical mais aussi pour la surveillance de l'évolution de la pathologie et des effets secondaires des traitements (pouls, coloration des téguments, respiration, douleur…). L'analyse de ces données requiert des connaissances solides en anatomie, physiologie, pharmacologie…

D'autres données recueillies relèvent du champ de compétence propre de l'infirmière. Leur analyse permet de formuler un diagnostic infirmier et de mettre en œuvre des actions adaptées et personnalisées.

La pertinence du recueil de données et de son analyse est ici en lien direct avec l'utilisation d'un modèle conceptuel en soins infirmiers (un regard différent et complémentaire au regard médical) et la connaissance approfondie d'un certain nombre de concepts en sciences humaines (adaptation, concept de soi, deuil…).

Centrée sur le vécu de la personne (et de son entourage), l'infirmière l'aide à trouver les ressources nécessaires pour faire face à ce qui lui arrive, et à s'y adapter en ayant des comportements de santé.

Cette seconde approche caractérise la démarche clinique infirmière, qui s'étaie sur trois éléments essentiels : un modèle conceptuel infirmier, la pose d'un diagnostic infirmier et la prescription d'interventions relevant de l'initiative et de la responsabilité pleine et entière de l'infirmière. Sans ces trois éléments, l'infirmière ne peut prétendre faire de la clinique infirmière, elle ne se situe alors que dans le champ médical comme auxiliaire médicale.

L'infirmière, dans sa pratique, telle que définie par la législation, devrait se situer en permanence dans le cadre de ces deux approches indissociables pour une pratique efficiente en soins infirmiers.

LA DÉMARCHE DE SOINS

Elle est définie dans le *Dictionnaire des soins infirmiers* comme *« un processus fondé sur une conception des soins infirmiers visant à dispenser des soins individualisés continus. »*

C'est un processus intellectuel et délibéré, structuré selon des étapes logiquement ordonnées, utilisé pour planifier des soins personnalisés visant le mieux être de la personne soignée (M. Phaneuf, 1996).

C'est un processus dynamique, cognitif, logique et systématique qui commence dès la première rencontre entre le soigné et le soignant, qui se poursuit à chaque entrevue et ne cesse qu'à la fin de cette relation.

Elle comprend une *démarche diagnostique* (le recueil de données, l'analyse de la situation et la détermination des problèmes) et une *démarche de résolution de problèmes* (pose d'objectifs, planification des interventions, évaluation et réajustement si nécessaire).

Chaque étape de ce processus fait référence actuellement à des travaux professionnels encore soumis à une méthodologie de recherche sur un plan international et à un développement des connaissances de l'infirmière.

LE DIAGNOSTIC INFIRMIER

Différentes définitions de ce terme ont été énoncées, cependant certaines infirmières utilisent encore le terme de « problème » ou de « détermination du problème ».

L'ANADI[1] l'a défini comme étant « *l'énoncé d'un jugement clinique sur les réactions d'une personne, d'une famille ou d'un groupe à des problèmes de santé ou d'adaptation réels ou potentiels. C'est à partir des diagnostics infirmiers que l'infirmière choisit les interventions dont elle a la responsabilité* ».

Dans le cadre de la relation d'aide, les diagnostics infirmiers prévalents sont : douleur, fatigue, anxiété, sentiment d'impuissance, perte d'espoir, détresse

1. ANADI : Association nord-américaine pour le diagnostic infirmier, traduction de NANDA : North American Nursing Diagnosis Association.

spirituelle, perturbation de l'image corporelle, absence de soutien ou soutien compromis, conflit décisionnel, perturbation dans l'exercice du rôle de l'aidant naturel, perturbation dans l'exercice du rôle parental… Bien d'autres peuvent être en lien avec ce contexte et/ou restent à créer. En relation d'aide, l'infirmière ne peut poser un diagnostic infirmier qu'une fois l'entretien réalisé et les données analysées et validées avec la personne aidée. Les actions ne peuvent être anticipées, elles seront déterminées avec le patient, au jour le jour.

LES TRANSMISSIONS CIBLÉES

Elles ont été définies comme « *une méthode pour organiser la partie narrative du dossier de la personne soignée, pour comprendre rapidement sa situation et les soins nécessaires à dispenser. Elles répondent à la fois aux exigences professionnelles et légales en matière de personnalisation des soins, mais aussi au confort des soignants en matière de gain de temps. Cette méthode est conforme au schéma du processus de soins (données, interventions, résultats)* »[1].

Les transmissions ciblées sont une nécessité pour l'infirmière afin de cheminer dans sa réflexion, mettre en mots ses actions, les évaluer et les réajuster aux besoins de la personne, dans un champ de collaboration avec les autres professionnels et/ou dans celui de son rôle propre. Les transmissions ciblées rendent compte de la démarche de soins au quotidien.

L'objectif des interventions posées dans le cadre du rôle propre infirmier, est de soutenir les personnes, les familles et les groupes dans leur capacité à faire face.

Si les résultats des interventions réalisées ne sont pas atteints rapidement, une réflexion en équipe est à envisager afin de reprendre l'ensemble des données, les analyser plus finement et déterminer ensemble les interventions plus pertinentes à mettre en place.

Le résultat attendu est un retour à un équilibre, à un mieux être de la personne. Cet accompagnement se fait dans un cadre de confiance mutuelle et il est renforcé par un travail interdisciplinaire.

CAS CLINIQUE

Monsieur Olivier a 40 ans. Il y a 2 jours, il a été opéré d'un triple curage inguinal gauche dans un contexte de métastases ganglionnaires d'un mélanome au pied gauche (exérèse il y a 3 ans). Il connaît le diagnostic et attend les résultats de la biopsie. Sa sortie est prévue dans 5 jours.
Il est marié, exerce une activité professionnelle physique qui prend une place importante dans sa vie.

•••

1. DANCAUSSE F., CHAUMAT E., *Les transmissions ciblées au service de la qualité des soins*. Masson, 2000.

•••

Les suites opératoires se sont passées sans incident.
Sur le plan psychologique, il est très anxieux dans l'attente des résultats des analyses des ganglions, qui lui seront donnés la semaine prochaine par le chirurgien qui a pratiqué l'intervention.

À ce jour :

Il passe une partie de son temps au lit et au fauteuil.
Il lui est difficile de réduire ses activités et de rester au repos, il dit ne pas avoir le choix.
Il n'est pas douloureux, il a une couverture antalgique et anti-inflammatoire.
Il est sous traitement anticoagulant et est porteur de bas de contention. Il n'a aucun signe de thrombose.
La priorité du jour est l'anxiété et le rappel des précautions à prendre pour éviter les complications suite à son intervention.

Les objectifs du projet de soins infirmiers sont :
- qu'il cicatrise sans complications infectieuses;
- qu'il conserve une circulation veineuse correcte;
- qu'il verbalise son anxiété et parvienne à la réduire.

L'infirmière profite du moment du soin pour être à son écoute et l'invite à communiquer (relation d'aide informelle). À la suite de cet entretien deux diagnostics infirmiers peuvent être posés en accord avec Monsieur Olivier.

Les diagnostics infirmiers en lien avec la relation d'aide sont :
Anxiété en lien avec l'attente des résultats se manifestant par une verbalisation de son inquiétude en ce qui concerne son avenir.

Données
Pendant le soin, Monsieur Olivier demande à l'infirmière si les résultats sont arrivés, si d'après elle, il est fréquent que le mélanome évolue. Il a lu qu'il y avait peu de traitements possibles dans ces situations.

Actions
- être disponible et l'écouter;
- l'aider à préciser son degré d'inquiétude;
- rechercher avec lui ses propres stratégies d'adaptation pouvant l'aider dans ce moment difficile (par exemple : la présence d'un tiers le rassure).

Résultats
À sa demande, une relation d'aide formelle est mise en place. Un entretien quotidien de 15 à 20 minutes est programmé en fin de matinée dans sa chambre.
Monsieur Olivier a pris la décision de demander aux membres de sa famille d'étaler leurs visites afin de lui éviter des moments de solitude qu'il ressent comme pesants et ravivent son angoisse.

Risque de perturbation de l'estime de soi et du lien familial lié à la nécessité de demander un congé professionnel de longue durée.

•••

•••
Données
Monsieur Olivier verbalise son ressenti quant à la perte provisoire de son activité professionnelle et les répercussions sur sa vie familiale. Il évoque un sentiment de honte lié au fait de ne plus pouvoir travailler et « d'être une charge » pour sa famille.

Actions
L'infirmière l'écoute, l'aide à clarifier ce qu'il ressent, l'informe et le réconforte sans le rassurer trop vite.
Elle le soutient dans les options qu'il envisage et renforce les aspects positifs de sa personnalité (volontaire, entreprenant, a toujours pu résoudre les défis dans sa vie).

Résultats
Monsieur Olivier parle de ses deux petites nièces et de sa famille comme personnes ressources qu'il voyait peu à cause de son travail. Cet arrêt de travail va finalement lui permettre de prendre du temps avec eux : il envisage d'aider ses nièces dans leur suivi scolaire.

Les transmissions ciblées rendent compte de cette démarche relationnelle. Un ou des problèmes sont ciblés, étayés par des données, des actions sont mises en œuvre, les résultats évalués avec réajustement, si besoin.

La relation soignant-soigné

La relation est définie dans le dictionnaire *Le Robert* comme *« tout ce qui dans l'activité d'un être vivant implique une interdépendance, une interaction dès lors qu'une modification de l'un entraîne une modification de l'autre. »*
L'aide est, toujours selon *Le Robert*, l'*« action d'intervenir en faveur d'une personne en joignant ses efforts aux siens »*.
La lecture de ces définitions montre l'importance de l'échange et de l'interaction entre les personnes, tout autant que la contribution de chacune dans l'aide apportée.

LES DIFFÉRENTS ASPECTS DE LA RELATION SOIGNANT-SOIGNÉ

La relation soignant-soigné est une rencontre singulière et unique, elle relève de la prise de conscience de l'existence de la présence d'un autre être.
Chercher à qualifier le lien avec autrui est une préoccupation éthique qui incombe à chaque soignant.
Tous les soins infirmiers parce qu'ils s'adressent à une personne ou à un groupe, comprennent une dimension relationnelle qui peut s'exprimer sous différents aspects de la relation.

LA RELATION DE CIVILITÉ

Cette relation est la base de la communication et concerne toutes les relations inter-personnelles.
Elle s'inscrit dans un rituel social, dans la volonté d'un comportement agréable, d'une convivialité dans l'échange.
Elle s'établit dans un climat de respect. Il s'agit d'une relation spontanée.

LA RELATION FONCTIONNELLE

Cette relation a une fonction précise : elle permet au soignant de recueillir des informations concernant le patient dans un domaine spécifique (pathologie, symptômes, habitudes de vie, données familiales et socioprofessionnelles…).
Elle permet une connaissance effective de la personne à un moment donné, en vue de mieux adapter les soins à ses besoins. Le recueil de données à l'arrivée

du patient, l'évaluation précise d'un symptôme s'inscrivent dans cette forme de relation.
La relation fonctionnelle concerne toute personne intervenant dans le domaine de la santé.
Lors du recueil d'informations, les habiletés du soignant peuvent déterminer la nature et le devenir de la relation. Pour l'infirmière, cette première étape de la démarche de soins peut être uniquement centrée sur un besoin ou s'inscrire dans l'approche globale de la personne.

LA RELATION AIDANTE

Cette relation de soutien s'instaure spontanément en réponse à un besoin d'écoute d'une personne soignée ou de son entourage. Elle nécessite la capacité du soignant à accueillir les émotions et à mettre en place une attitude ajustée à ce que vit la personne.

CAS CLINIQUE

Madame M., aide-soignante faisant fonction d'animatrice en maison de retraite, est allée rendre visite à Madame Lucie, une résidente qui vient d'être admise dans l'institution pour un problème de santé entraînant une altération de l'état général. Madame Lucie a quitté son village, situé à plus de 100 km, pour se rapprocher de son fils unique.
Madame Lucie se met à pleurer pendant cette prise de contact, elle se demande à quoi elle sert encore, « bonne à être jetée à la poubelle ».
Son village, sa maison, ses voisins lui manquent.
L'aide-soignante s'assoit à côté d'elle et l'écoute sans l'interrompre, elle lui prend la main. Puis, à la fin de l'entretien, l'aide-soignante lui répond qu'elle a bien entendu combien il lui était difficile de quitter des personnes et des lieux chargés de souvenirs, que l'équipe soignante la soutiendra et que son fils est à proximité et a fait savoir qu'il était disponible.

Dans la relation aidante (verbale ou non), quel que soit le soin prodigué, l'attitude du soignant est source de réconfort et de soutien. Elle répond au besoin de sécurité du patient qui se sent accepté tel qu'il est.
Les soins d'hygiène et de bien-être, donnés avec attention et bienveillance se situent dans cette forme de relation. L'observation et l'écoute du corps de l'autre guident le soignant dans sa démarche.

CAS CLINIQUE

Monsieur Louis est atteint d'une tumeur cérébrale qui provoque des troubles du comportement avec des épisodes confusionnels. Il déambule beaucoup et est très vite irrité et opposant, dès qu'on lui demande de rentrer dans sa chambre. Il refuse la présence des soignants : « Vous me voulez du mal... ».

•••

•••

En revanche, il accepte l'aide de l'aide-soignante pour la toilette, un soin qu'il apprécie.
Mais c'est « sportif » : il ne reste pas en place, faisant de nombreuses allées et venues du lavabo au placard (qu'il vide), de la fenêtre au lit… le tout, nu, le corps savonné… Or, il est impossible de le raisonner et de le « contenir » sans risquer une grosse colère.
L'aide-soignante accepte donc de suivre son rythme, car il refuse qu'elle quitte la chambre tant que la toilette n'est pas terminée.
Elle s'arme donc de patience en sachant qu'elle rentre dans sa chambre pour un long moment.
Il souhaite réaménager sa chambre, change le lit de sens. Il demande une bière au petit-déjeuner, souhaite passer la nuit au fauteuil dans le salon car « être allongé, c'est dangereux, ça fait peur… ».
Il faut être dans l'acceptation de « ces choses qui ne se font pas » : le lit, il doit rester comme ça, ce n'est pas l'heure de la bière, la nuit, il faut dormir dans son lit… »
La soignante fait preuve de beaucoup d'écoute pour décrypter ses peurs, ses désirs et de beaucoup de disponibilité. Elle autorise certaines choses en mettant aussi des limites.
Quand il quitte la chambre, nu, elle lui fait savoir qu'elle ne cherche pas à l'empêcher de sortir, mais que ce serait bien qu'il s'habille… Quand il veut rentrer dans une chambre voisine, elle lui dit qu'il risque de réveiller un malade… Et il retrouve ses réflexes de bonne éducation : « Oh excusez-moi… » en rebroussant chemin. Alors que, si elle le lui interdit en le repoussant, il va forcer le passage avec insistance, cris et coups de poing. Elle réduit au mieux les rapports de force.
C'est une surveillance de tous les instants qui demande beaucoup d'énergie, mais bénéfique, puisque le patient s'est calmé en quelques jours. Une personne en liberté n'a pas à chercher à s'évader.
L'aide-soignante pense lui avoir juste permis de s'exprimer comme il en avait besoin à ce moment-là.
Elle a aussi établi un lien avec son épouse. Cette dame avait souffert de voir son mari attaché, mais craignait, aujourd'hui, qu'il ne soit en danger (ou dangereux) à se promener partout.
L'aide-soignante lui a expliqué la façon de faire du service, lui rapportant ce qui se passait dans la journée, les réactions, les paroles… de son époux. Elle se posait beaucoup de questions sur la vie de son époux au quotidien : « Comment se passe la toilette? les repas? la nuit? Où dort-il? ».
La soignante l'a encouragée et aidée à réagir devant cette instabilité qui la perturbait, à accepter qu'il se lève pendant les repas sans chercher à le rasseoir…
Elle a vu son mari de moins en moins coléreux qui semblait en confiance, apaisé et même parfois souriant. Elle a beaucoup remercié l'aide-soignante de ces « petites choses » qui sont si importantes, désormais.
Elle n'avait plus rien à apprendre de la maladie, mais tout à découvrir de la façon de vivre la maladie de son mari.

•••

•••

Contrairement à quelques collègues en difficulté dans cette prise en charge, cette aide-soignante s'est sentie à l'aise et sûrement aidante. Pour preuve, monsieur Louis venait systématiquement vers elle, la prenait par la main pour la promenade...[1]

La relation aidante ou de soutien fait appel à des attitudes et des habiletés : l'écoute active, l'empathie, l'authenticité, la reformulation.

Dans ces rencontres, le soignant peut être déstabilisé par ses émotions, mais aussi en souffrance par ce qu'il reçoit de l'autre (agressivité, angoisse, peur, identification). Une formation de base s'avère nécessaire, tout comme au fil du temps, un soutien (partage entre professionnels, groupe de paroles, analyse de pratiques, par exemple).

Les attitudes et les habiletés précitées sont communes aux soignants et la relation aidante comme le montre cet exemple, n'est pas l'apanage des infirmières. Elle peut être mise en œuvre par l'ensemble des professionnels de santé.

LES ATTITUDES ET LES HABILETÉS DE LA RELATION AIDANTE

L'écoute active

L'écoute active est parfois nommée « écoute attentive » ou « présence vraie ». Elle implique la faculté d'entendre dans le sens d'une compréhension intellectuelle et affective de l'autre.

Le soignant écoute avec ce qu'il est, son histoire, sa culture, ses représentations.

L'écoute suppose une décentration de soi (pour se centrer sur l'autre) et une intentionnalité (se mettre à disposition). Elle suppose proximité et distance.

Écouter exige la différenciation, c'est-à-dire, la séparation de ses propres désirs et sentiments. C'est redonner le pouvoir à la personne, avoir confiance dans ses ressources, comprendre l'autre sans chercher à le maîtriser et prendre la responsabilité des émotions qui résonnent pour le soignant.

Il s'agit pour l'aidant d'écouter pour entendre l'autre, d'être centré sur ce qui est vécu par l'aidé plutôt que sur les faits qu'il évoque.

L'écoute est complexe, elle mobilise l'être tout entier.

Elle peut se décrire par les attitudes suivantes :

– prendre le temps, être disponible : le soignant est centré sur ce que dit la personne et n'a pas l'esprit « parasité » par d'autres préoccupations professionnelles et/ou personnelles;
– se tourner vers la personne, la regarder;
– respecter la distance qui convient à la personne aidée;
– être bienveillant;
– être respectueux et discret;
– ne pas couper la parole;

1. Situation clinique présentée par Dominique HAMICHE, aide-soignante, USP Houdan, Yvelines.

– observer les manifestations verbales et non verbales ;
– renoncer à tout savoir sur l'autre, ne pas être intrusif, ne pas chercher à tout comprendre de l'autre ;
– être sincère ou authentique, le soignant est en accord avec ses dires et ressentis ;
– respecter et écouter les silences, être en capacité de faire silence.

Le silence n'est pas seulement une absence de parole, il est fait d'intérêt et d'attention pour ce que communique la personne aidée, de présence à soi et de disponibilité à tout ce que l'on perçoit, pense, ressent, à titre d'aidant, au moment où la personne s'exprime. L'acte de silence laisse la place à l'autre ; c'est l'attente patiente, le respect, le temps de réflexion personnelle, la prudence.
En effet *« toute situation de communication implique une part de silence : à l'écoute silencieuse répond une parole pleine ; et la parole elle-même ne se constitue que par une certaine capacité de silence »*.[1]

CAS CLINIQUE

Monsieur Paul est hospitalisé depuis un mois et demi. Il est atteint d'un cancer. Son état s'est aggravé, son inconfort est global avec des douleurs osseuses. Dans ses yeux et son regard plafonnant se lisent l'angoisse et la peur. Ce matin monsieur Paul est en train de mourir, il est présent, il n'a plus la force de parler.
L'infirmière lui propose de rester près de lui, il accepte d'un battement des paupières. Elle s'assoit près de lui, sa main touche celle de monsieur Paul. Une légère pression de sa part donne son accord, la réponse est subtile, à peine perceptible au toucher, les deux personnes se comprennent et c'est là l'importance. Durant deux heures et demie, la soignante est restée silencieuse, quelques paroles douces, calmes pour lui dire qu'elle injecte un médicament antalgique (guidée par son observation clinique sur tout inconfort), pour le rassurer et lui montrer qu'il n'est pas abandonné. Le relais est pris par des collègues, une présence est quasi constante. Monsieur Paul décède au petit matin…

L'attitude empathique

L'attitude empathique est une attitude dite de compréhension.
Elle fait appel aux attitudes suivantes : être proche, distinct de l'autre, à côté.
C'est s'ouvrir à l'autre pour comprendre la situation qu'il vit sans avoir besoin de se mettre à sa place.
Pour cela, le soignant reconnaît la personne comme sujet avec ses besoins, et se reconnaît lui-même avec ses propres besoins.
C'est donc s'individualiser, être pleinement « soi » pour voir l'autre et le laisser être pleinement « lui ».

1. COTINAUD O., *Psychologie et soins infirmiers*. Paris, Infirmières Aujourd'hui, 1983.

CAS CLINIQUE

Monsieur Noël, est hospitalisé depuis peu dans le service. Il a un cancer de l'œsophage et des métastases pulmonaires. Il est fatigué. Il parle peu, semble résigné « ... pour moi ça m'est égal, mais c'est pour les autres... ».
Au début de son hospitalisation, il est fermé, supporte difficilement la présence des soignants, il est sur la défensive, voire agressif dans ses propos, il ne réclame rien même lorsqu'il a des douleurs, il les minimise.
L'équipe l'a peu à peu « apprivoisé » grâce à son attitude empathique. Les soignants respectent la distance intime avec une approche par palier, en le regardant, en l'informant de leurs intentions, en attendant son approbation, en négociant sans insistance, en l'avertissant de leurs gestes et en les expliquant. L'équipe réagit à son agressivité, à son agacement par l'écoute, la disponibilité, le respect de ses refus, de ses attentes (ne pas être plus de trois dans la chambre par exemple). Monsieur Noël a pu vivre ses journées et cheminer à son rythme. Petit à petit, il s'est ouvert, a accepté plus facilement les soins, le « toucher » sans crainte.
Trois jours après son arrivée, il a commencé à exprimer ses ressentis à un médecin : « Je me confie, vous avez de la chance... », « J'ai peur d'être rejeté à cause de mon agressivité... », « Malgré tout vous êtes gentils... », « Ici, je me sens bien... », « Il y a toujours quelqu'un quand j'ai besoin... ».
Il est devenu souriant, a pu sonner pour réclamer ce dont il avait besoin, a exprimé sa douleur et nous avons pu le soulager ce qui a amélioré son confort.
Il s'est mis à accepter notre présence, à la rechercher en sonnant pour un crachoir, du papier... Il apprécie le calme, les silences, une conversation paisible même la nuit.
Cette attitude lui a permis de se sentir exister.

L'attitude empathique est parfois difficile à trouver lorsque la personne aidée renvoie une possible identification (même âge, même profession, enfants du même âge...).

Entrer en relation avec l'autre pose d'emblée la question du rapport au corps et de la distance physique imposée par le soin. Se questionner sur la manière d'entrer dans le « champ intime » de la personne que l'on soigne est un préalable à toute approche, pour ne pas violer son territoire. Cet élément non verbal est primordial dans la communication soignant - soigné.

Edward T. Hall[1] propose la description suivante des distances; toutefois celles-ci sont à adapter en permanence aux personnes et aux situations :

– la distance intime ou privée (0 à 15 cm) est la distance où le contact est de peau à peau. C'est la distance de l'acte sexuel et de la lutte, celle aussi où l'on soigne et protège;

1. HALL E.T., *La nouvelle communication*, Paris, Gallimard, « Folio Essais », 1981.

– la distance intime de mode éloigné (15 à 40 cm) est la distance où les corps sont disjoints, mais assez proches pour se toucher. C'est un espace privé où seuls les proches sont autorisés à entrer;
– la distance personnelle (45 à 75 cm) est la distance minimum acceptable par chaque individu;
– la distance personnelle, mode lointain (75 à 125 cm) est la distance des relations professionnelles;
– la distance sociale (1,20 à 2,10 m) où aucun contact n'est possible;
– la distance sociale, mode lointain (2,10 à 3,60 m) est la distance de recul, d'observation;
– la distance publique (3,60 à 7,50 m) est la distance qui concerne plus le groupe que l'individu;
– la distance publique, mode lointain (7,50 m et plus) est la distance des personnages officiels.

Cette description est à considérer comme un ensemble d'indications permettant de fixer des repères et non des normes.

CAS CLINIQUE

Madame Odile est hospitalisée pour une insuffisance respiratoire, elle est sous oxygène en permanence depuis 2 ans. Les lunettes à oxygène sont reliées au manomètre par environ 6 mètres de tuyaux permettant un déplacement jusqu'à la salle de bain.
Elle exprime sa peur de mourir étouffée comme deux personnes qu'elle a connues. L'objectif est de l'accompagner et de soulager ses douleurs. Elle est très entourée par sa famille.
Madame Odile est volontaire, autoritaire, elle est dans le contrôle et la maîtrise. Elle se sent bien dans le service, apprécie les soins.
Il y a un élément important et déterminant pour elle : la notion d'espace vital. Elle a peur et ne supporte pas que l'on fasse irruption dans son intimité. La distance personnelle limite à ne pas dépasser est de 1,5 m pour cette dame. Au-delà, elle se bloque, elle étouffe, ce qui nécessite des bouffées de broncho-dilatateurs. Il ne doit pas y avoir plus de trois personnes dans la chambre, voire une seule, certaines ne sont pas invitées à y entrer. Elle est incommodée par les parfums même les plus discrets.

Ce contexte montre bien l'importance du respect des distances, « du territoire » de cette personne qui « étouffe ». L'angoisse que cela génère doit entraîner la vigilance à respecter son espace, à demander des permissions, à bien s'annoncer, à attendre d'être invité pour franchir les différents espaces. La toucher sans être intrusif est important, en étant discret, sans forcer, car ce serait une effraction. Si elle a des douleurs, malgré l'urgence de la calmer, ce rituel s'impose car disposer d'un espace vital pour respirer et continuer à vivre est sa priorité.

L'authenticité ou congruence

L'authenticité est la faculté d'être en accord avec ce que le soignant pense, ressent et exprime. Le soignant peut être amené, spontanément ou après réflexion, à nommer ses émotions s'il pense que cela peut être une aide pour la personne. Le professionnel s'implique avec sincérité dans la relation, il utilise le « je ». L'authenticité de l'infirmière permet à la personne aidée de retrouver une cohésion entre ce qu'elle est en train de vivre et ses émotions et renforce le lien de confiance avec le soignant.

CAS CLINIQUE

Un soignant est en présence d'une famille qui lui confie sa détresse dans le salon de l'unité de soins palliatifs. Non seulement leur maman est en train de mourir mais une petite-fille d'un des enfants de la patiente vient d'être hospitalisée en urgence pour une leucémie.
Incapable de trouver des mots face à ce drame et saisie d'une émotion perceptible (larmes aux yeux) l'infirmière les écoute longuement en silence, leur serre chaleureusement la main et leur assure que l'équipe va prendre soin de leur maman…
Après cet entretien le soignant juge son attitude peu professionnelle et pourtant plusieurs jours après la famille revient pour lui dire merci…

La reformulation

La reformulation consiste à redire avec d'autres mots ce qu'a exprimé la personne, ce que le soignant a entendu, perçu.
Elle atteste de l'attention que le professionnel porte à la personne ; elle incite à une progression dans la relation. Elle permet de vérifier la compréhension de ce qui a été dit, entendu : « *Si j'ai bien compris…* », « *Ainsi, selon vous…* », « *Vous voulez donc dire…* ».
Il peut s'agir simplement de reprendre la dernière idée sous forme de question.
La reformulation permet parfois à l'infirmière de mettre en mots des émotions perçues par le comportement de la personne mais non verbalisées par celle-ci.

CAS CLINIQUE

Un homme de 45 ans, Monsieur François exprime à l'infirmière son ressenti par rapport à l'annonce de sa maladie. Il lui dit son étonnement, ne comprend pas ce qui lui arrive… L'infirmière perçoit par le ton et le rythme de sa voix de la colère. Elle lui en fait la remarque : « J'entends votre étonnement mais je perçois aussi de la colère, est-ce que je me trompe ? ». Monsieur François après quelques instants de silence reprend : « Oui vous avez raison, je suis en colère, je suis sûr que si je n'avais pas eu cet accident, rien de tout cela ne serait arrivé… »

L'infirmière permet à Monsieur François d'identifier cette émotion, de mettre en mot sa colère, et de l'explorer.

CAS CLINIQUE

Madame Suzanne est hospitalisée pour la journée pour une évaluation de sa douleur. Elle est actuellement dans une maison de convalescence spécialisée. La situation de Madame Suzanne est complexe, connue de toute l'équipe.
Les membres de l'équipe présents lui rendent visite et prennent de ses nouvelles : « Bonjour... », « Comment ça se passe à... », « Et vos enfants... ». En quelques minutes, elle est bombardée de questions, elle a juste le temps d'y répondre, et de dire qu'elle est assez fatiguée.
L'une des infirmières observe un malaise, une gêne, et un rictus tendu lors d'une question posée qui semble fermer le dialogue. Madame Suzanne présente, malgré son maquillage et son sourire, des signes de fatigue. Restée seule avec elle, l'infirmière utilise cette piste en reformulant : « Vous disiez tout à l'heure que vous étiez fatiguée... ». La dame confirme, explique et très vite décrit une situation récente qui l'interpelle, la questionne. La position de l'infirmière dans l'écoute active, son attitude empathique et l'utilisation des reformulations lui permettent de poser les choses, mettre en mots, élaborer sa réflexion. Ayant des signes majorés de fatigue et ayant besoin d'un temps de solitude, l'infirmière l'invite à s'allonger pour se reposer.
Un peu plus tard, la patiente reparle de ce qui lui fait souci et l'infirmière peut noter une évolution dans son discours, moins de gêne, moins d'émotions fortes. Peu à peu, elle a pris de la distance par rapport à la situation exprimée.

Ceci montre à quel point il est facile de passer à côté d'un élément essentiel pour la personne si le soignant est centré sur une réponse et non sur la personne et ce qu'elle vit. Il doit en même temps être attentif aux manifestations non verbales, ici la fatigue, afin de respecter à la fois le besoin de parler et de se reposer.
Cette situation illustre les attitudes d'empathie, de reformulation, d'écoute. L'infirmière reformule les dires de la patiente mais en même temps, prend en compte les signes qu'elle observe.

LA RELATION D'AIDE

La relation d'aide trouve son origine dans le mouvement de la psychologie humaniste, née dans les années 1950, aux États-Unis. Elle s'appuie sur un postulat de Carl Rogers : tout individu est porteur du potentiel suffisant pour trouver sa propre réponse à ses difficultés.

> La relation d'aide suppose une interaction entre deux personnes où l'une s'appuyant sur sa formation et ses compétences, va chercher à offrir à l'autre les conditions lui permettant de trouver ses propres solutions face au problème qu'elle rencontre.
> C'est un comportement professionnel qui va au-delà de la volonté d'être à l'écoute.

Carl Rogers, fondateur de l'école de psychologie moderne dite « centrée sur la personne », introduit le concept de « relation d'aide ». Il la décrit comme une relation permissive, structurée de manière précise qui permet à la personne d'acquérir une compréhension d'elle-même, à un degré qui la rend capable de progresser à la lumière de sa nouvelle orientation.

Ce concept rogérien est un mode relationnel naturel, souple et organisé.

Après avoir démontré l'intérêt de sa théorie auprès de ses patients, il a inspiré notamment, la pédagogie, l'aide sociale, la recherche de l'intégration professionnelle, les thérapies de groupe et les théoriciennes infirmières.

Une relation d'aide se met parfois en place à l'improviste, de façon spontanée. Son approche évolue selon la situation et selon les besoins manifestés. Les objectifs sont définis par les circonstances.

La relation d'aide amène le plus souvent l'aidé à exprimer ses sentiments, à identifier ses difficultés et à mobiliser les ressources nécessaires à la résolution de ses problèmes.

L'entretien mis en place peut être le point de départ d'une relation d'aide formalisée et planifiée.

La relation d'aide peut prendre un caractère différent selon le lieu, les circonstances, la nature du travail de l'aidant ou encore son degré d'habileté. Elle peut être spontanée ou formelle.

Cette relation d'aide prend en compte la personne dans sa globalité, concept qui est la base du travail de l'infirmière mais qui n'en est pas l'exclusivité.

Quelle différence peut-on alors identifier entre relation aidante et relation d'aide (voir pages 29 et 36)? La distinction semble difficile à cerner, toutes deux font appel aux mêmes attitudes et habiletés, ceci en fonction de la formation reçue, mais aussi de l'expérience professionnelle et personnelle de l'individu. La capacité de celui-ci à se connaître lui-même et à proposer le meilleur de lui-même dans cette relation est également un atout.

Ainsi que l'énonce J.-F. Malherbe[1] « la relation d'aide est une relation entre deux personnes dans laquelle une des deux demande de l'aide à l'autre qui la lui donne au titre d'un statut particulier. »

La relation aidante se situe dans l'accueil de l'autre tel qu'il est, dans un besoin de sécurité, elle est contenante, apporte un soutien.

La relation d'aide infirmière devrait permettre à la personne en sécurité de chercher du sens, de trouver ses ressources… En référence à la pyramide de

1. Formation « Éthique appliquée. Éthique et violence dans la relation d'aide » pour le personnel du CHU Montpellier le 16 et 17 mai 2003.

Maslow, elle se situe au niveau des besoins d'appartenance, d'estime de soi et d'accomplissement personnel.
La relation d'aide infirmière (voir pages 38 et 43) se situe dans la réflexion clinique infirmière, la mise en évidence d'un problème, l'analyse de celui-ci afin de comprendre les besoins du patient. Cette démarche va permettre à l'infirmière d'accompagner la personne, qui en mobilisant ses ressources trouvera ses propres solutions.

LA RELATION D'AIDE EN SOINS INFIRMIERS

Dans les années 1960-1970, les infirmières commencent à revendiquer un rôle propre dans lequel s'inscrit la relation d'aide. La loi de 1978 instaure ce rôle propre ou autonome et c'est dans les années 1980 que la relation d'aide en soins infirmiers, décrite par Jacques Chalifour se professionnalise.
Les courants de pensée et les modèles nord-américains ont été facteurs d'influence pour que la relation d'aide puisse s'affirmer définitivement dans le domaine de la clinique infirmière.
Pour Virginia Henderson[1], l'infirmière s'efforce de développer chez la personne son état d'indépendance et de faciliter ses relations humaines. Elle remplit la «*fonction d'interprète, c'est-à-dire aider le malade à se comprendre lui-même, à modifier les conditions qui le rendent malade et à accepter celles qui ne peuvent être changées*». Elle ajoute que «*c'est par la profondeur de sa compréhension que l'infirmière saura s'attirer la confiance du malade et de sa famille et qu'elle pourra l'aider à surmonter certains effets psychologiques de la maladie*». Pour remplir son rôle d'interprète et de communicatrice, l'infirmière «*cherchera l'occasion d'être auprès des malades, de connaître leurs proches*».
Jean Watson[2] dans son ouvrage *Le caring*, décrit le prendre soin comme un ensemble d'attitudes, une manière d'entrer en relation avec une personne pour l'aider à croître, à s'actualiser, à se développer. Le *caring* est construit autour de dix facteurs dont «*le développement d'une relation d'aide et de confiance, ce qui demande des attitudes spécifiques : congruence, empathie, chaleur humaine*». L'étude des besoins se fait dans une approche holistique-dynamique et elle est centrée sur l'approche globale de la personne, sur le concept de l'adaptation. Watson fait référence à Maslow.
L'efficacité de la relation d'aide en soins infirmiers repose sur la qualité de la relation. Elle demande de voir l'autre comme un sujet capable de croissance, d'accepter l'expression de ses sentiments positifs et négatifs, de créer un environnement de soutien, de protection, d'être formé à l'approche holis-

1. HENDERSON V., *Principes fondamentaux des soins infirmiers,* Suisse, New York, publié pour le Conseil International des infirmières par S. Karger Basel, 1969.
2. WATSON J, *Le caring*. Paris, Éditions Seli Arslan, 1999.

tique, à la démarche scientifique, d'avoir «*foi et espoir dans les soins infirmiers*», de pratiquer.
R. Rizzo-Parse décrit la relation d'aide en soins infirmiers comme un mode empathique et holistique, une façon d'être aux autres, un rapport aux autres. Elle est centrée sur l'aidé. Elle s'adresse à des personnes et non à des problèmes. C'est une rencontre où chacun va découvrir les ressources de l'autre. Elle la définit comme une technique, un outil, de nature non-directive.
Pour Lise Lamontagne, c'est une démarche, un processus de croissance dont l'objectif est de «*faciliter à l'autre la découverte de lui-même (émotions, ressources, choix) à l'occasion de sa maladie, de son hospitalisation "dans l'ici et maintenant" (espace et temps)*»[1]. Elle permet à la personne aidée, de prendre conscience de la nouvelle situation qui se présente à elle. Cette relation peut également s'adresser à un groupe de personnes.
Quelles que soient les théories, la relation est au cœur du soin infirmier avec des attitudes aidantes ou facilitatrices. Le développement de la relation d'aide et de confiance est un élément essentiel pour des soins de qualité.
Des infirmières européennes, comme Rosette Poletti ont participé au développement de la relation d'aide infirmière par le biais de la formation, de l'information au cours de congrès, de conférences et d'écrits. Elle précise que «*c'est dans la relation avec la personne soignée, dans les soins qui prennent en compte l'être humain dans sa totalité, dans ses dimensions biopsychosociales, que se situe notre action*»[2].

> Véritable savoir de l'accompagnement, la relation d'aide en soins infirmiers est une relation réfléchie et professionnelle. Elle nécessite pour sa mise en œuvre que chaque infirmière ait connaissance de son rôle propre.
> La relation d'aide infirmière se situe dans «l'ici et maintenant», elle fait appel à des compétences et à une expérience. Pour l'infirmière, cette relation est en lien avec le diagnostic infirmier. Elle est thérapeutique dans le sens où elle est «*une relation consciente et réfléchie*»[3], qu'elle «*résulte d'une analyse de la situation de soins et s'inscrit dans un projet thérapeutique*». Elle est censée apporter un changement, une adaptation, un mieux-être à la personne aidée.

Pour qu'elle existe, la personne doit déjà se sentir en sécurité et en confiance et souhaiter s'engager dans cette relation. L'infirmière développe des attitudes et des habiletés identiques à celles de la relation aidante (d'écoute, d'empathie et d'authenticité), liées à une bonne connaissance d'elle-même. Elle se doit d'acquérir des techniques de communication qui seront toujours au service de la personne aidée, une capacité à garder la bonne distance.

1. SFAP, *L'infirmière et les soins palliatifs*. Masson, 2005, p. 81.
2. POLETTI R., *Les soins infirmiers théories et concepts*, Paris, Infirmières d'aujourd'hui, 1976.
3. Amiec Recherche, *Dictionnaire des soins infirmiers et de la profession infirmière*. Masson, 2005.

Pour l'infirmière, mobiliser les dimensions de l'être et pas uniquement de l'agir peut permettre que se crée un espace de parole, un espace relationnel où la personne en situation de crise pourra alors s'autoriser à aborder les questions fondamentales qui lui posent problème.

CAS CLINIQUE

À l'occasion d'une visite à domicile sur demande du médecin traitant, l'infirmière libérale rencontre un homme atteint d'un cancer des poumons ; il est entièrement sur le registre verbal de la plainte douloureuse que « personne n'arrive à soulager ».

Après un entretien préalable, essayant de situer le contexte de vie de ce monsieur, proposition lui est faite de procéder à une évaluation de cette douleur, démarche qu'il accepte.

À la simple vue de la réglette, le monsieur se met en colère, disant à l'infirmière « Vous aussi, vous allez me donner un chiffre... », « Ça ne m'intéresse pas... ».

Se centrant alors sur ce qui l'intéresse « lui », l'infirmière lui propose de parler de sa douleur comme il le souhaite, sans lui proposer d'orientation particulière. Il reste alors pensif un long moment, puis commence progressivement, doucement (la colère est tombée) à parler de ce fils avec lequel il n'était pas en bonne disposition, mais qu'il vient de « retrouver », parce que la maladie les a rapprochés.

Puis il finira par mettre ses maux en mots en expliquant ce qui pour lui est insupportable : il sait qu'ils vont bientôt se quitter à nouveau, « mais pour de bon » parce que « la maladie gagne du terrain », « J'ai tellement de choses à me faire pardonner, comment lui en parler ? ». L'infirmière lui propose d'y réfléchir et d'en parler le lendemain à sa prochaine visite, ce qu'il accepte volontiers.

Du registre de la sensation douloureuse, il est passé à celui des émotions qu'il parvient progressivement à exprimer.

En toute fin de visite, alors que l'infirmière s'apprête à partir, il saisit la réglette, encore posée devant lui et dit « Voyez quand vous êtes arrivée, ma douleur était là (EVA entre 5 et 6), maintenant, elle est à peu près ici (EVA entre 2 et 3) ».

Reconnaître la situation de crise qu'elle est en train de vivre, mobiliser ses propres ressources afin de vouloir en sortir, consistera pour la personne aidée en une première démarche.

Ainsi, la relation d'aide en soins infirmiers permet de développer chez la personne aidée, seule détentrice des ressources à mobiliser pour résoudre son problème, un processus de croissance, de développement, de maturité, un accroissement de la capacité à vivre les difficultés qui se présentent à elle. Il s'agit pour elle d'un cheminement dans une dynamique de changement.

La relation d'aide infirmière peut s'inscrire dans le champ du maintien ou de la restauration de la santé du patient atteint de maladie chronique et/ou évolutive ou en fin de vie. Elle concerne également l'accompagnement des proches.

LES AUTRES CONTEXTES RELATIONNELS

Il existe différents contextes où la relation engagée ne peut être considérée comme une relation d'aide même si elle s'en approche parfois ou peut y aboutir. Il peut s'agir de communication au quotidien avec la personne malade (bavardage, discussion, humour). Ces temps ont leur utilité, les patients ont besoin de ces moments d'échange.

CAS CLINIQUE

Dans la chambre d'une dame, l'infirmière admire une photo du Mont-Blanc qui trône sur sa table de nuit. Des échanges suivront sur leurs goûts réciproques pour la montagne et la patiente conclura que cette passion partagée va rendre plus douce son hospitalisation dans le service.

Un recueil de données, un interrogatoire pour collecter des informations relèvent d'une relation fonctionnelle et ne constituent pas une relation d'aide. Le soignant a un objectif précis et le patient ne peut s'y soustraire. Il peut s'établir un climat de confiance, permettant au patient de déposer des éléments difficiles de son vécu qui seront repris lors d'un entretien d'aide.

L'entretien éducatif permet au patient d'acquérir des connaissances en vue de comprendre ce qui lui arrive, de mettre en place des comportements nouveaux pour acquérir son autonomie en lien avec un problème de santé. Ce n'est pas de la relation d'aide. Il s'agit, par exemple, des entretiens pour apprendre à un diabétique à se prendre en charge pour se faire lui-même ses injections d'insuline. Parfois, l'infirmière peut utiliser la relation d'aide pour aider la personne malade à comprendre son comportement ou ses conduites à risque.

La démarche préventive ou d'aide au dépistage a pour objectif la promotion de la santé et s'intègre dans une démarche de santé publique. Expliquer, par exemple, à une femme comment pratiquer une auto-palpation de ses seins lui permet parfois d'évoquer ses craintes quant à un éventuel cancer du sein, mais ne constitue pas pour autant une relation d'aide.

Dans d'autres situations, la relation engagée ne relève ni de la relation d'aide, ni d'une relation s'inscrivant dans un cadre professionnel.

La relation d'aide suppose l'empathie, mais aussi une « juste distance » du fait qu'elle constitue un acte professionnel. Ainsi, elle ne saurait être une relation d'ami à ami, une relation amoureuse ou encore un acharnement relationnel.

Certaines attitudes vont bloquer la relation. Elles sont le plus souvent spontanées et relèvent d'un manque d'écoute.

Justifier par exemple une action, un traitement face à une inquiétude de la personne ne constitue pas une aide pour celle-ci.

CAS CLINIQUE

Une dame s'inquiète des effets secondaires que peuvent provoquer les traitements antalgiques prescrits : l'infirmière lui répond qu'il s'agit du protocole utilisé dans le type de douleur dont elle souffre. En justifiant ainsi le traitement, elle bloque l'expression du patient et ne lui permet pas d'exprimer ses craintes.

Considérer la relation d'aide comme une « prise en charge » de la personne est peu respectueux de l'autonomie de celle-ci. Le risque est alors de lui indiquer ce qu'elle doit faire et d'occulter ses émotions.

La relation d'aide en soins infirmiers : un acte qui ne s'improvise pas

La personne peut être considérée comme un système ouvert sur l'environnement avec lequel elle est en interaction permanente. Elle donne des significations aux événements, aux faits de sa vie. Elle mobilise alors ses expériences, ses croyances, réfléchit, vit des émotions et adopte des comportements.

Elle est confrontée sans cesse à des évènements de vie diversifiés, s'adapte et grandit en permanence.

Parfois, la personne vit des situations dans lesquelles des facteurs multiples peuvent entraîner des tensions comme la frustration, les conflits, les menaces qui vont se manifester sous forme de stress ou d'anxiété.

La relation d'aide infirmière s'adresse à des personnes en difficulté qui ne peuvent répondre seules à leurs besoins, faire face à un événement naturel de la vie (la naissance, l'adolescence, le vieillissement, la mort…) ou imprévu (la maladie, le chômage, l'accident…).

> « *La parole naît de la souffrance d'un sujet qui chemine à la recherche de sa véritable identité au cœur même de la crise qu'il vit, au cœur même de la déchirure qui le fait crier. Encore faut-il pour que son cri devienne parole qu'il soit entendu par autrui pour ce qu'il est.* »[1]

Quel qu'il soit, l'événement représente un problème pour la personne, elle ne peut ni le fuir, ni le résoudre avec ses méthodes habituelles d'adaptation.

La personne a besoin d'aide quand elle ne parvient plus à faire des choix satisfaisants pour elle. Cette situation peut être liée à des facteurs multiples : manque de données, mauvaise interprétation, peur, culpabilité, agressivité, honte, tristesse, idées floues, incompétence pour agir, choc, dénégation…

La relation d'aide implique que l'individu puisse après un temps d'entretien, nommer ce qui lui pose problème. Il est important que la personne souhaite s'engager dans la résolution du problème. Dans l'idéal, la personne aidée fixe les objectifs et dirige l'action.

1. MALHERBE J.-F, *La réciprocité dans les relations d'aide. Petite philosophie du prendre soin.* Perspective Soignante, 2000, n° 8, pp. 84-104.

Chaque rencontre est unique. Pour l'infirmière, la mise en œuvre de la relation d'aide exige une connaissance de l'humain, des bases de communication et aussi d'accepter de ne pas tout maîtriser, de se laisser guider par la personne aidée, de rester humble.
C'est, à chaque fois, une remise en question, une volonté d'apprendre et de chercher toujours. Rosette Poletti [1] confie : « Tout soignant qui se respecte, tout "aidant" qui se respecte, a été préparé à la relation d'aide, dans sa formation. Il tente de vivre cette relation dans sa pratique... », « *... la communication et la relation d'aide sont deux chemins qui sont basés sur des modes d'être, et... ces modes d'être ne s'élaborent pas en douze heures d'enseignement* ».
« *La formation induit un changement par une nouvelle façon de sentir, de percevoir, de connaître, d'exprimer et d'agir* ». Bernard Honoré exprime ainsi l'idée de transformation de la personne en formation.[2]
La relation d'aide étant un « mode d'être », elle implique un développement personnel, mais aussi un développement de compétences, dans une pratique autour d'une dimension éthique.

LA FORMATION

LA FORMATION INITIALE

En formation initiale, l'étudiant en soins infirmiers, issu du cycle scolaire ou universitaire, découvre le monde du travail. Un des objectifs de la formation est de l'aider à construire son identité professionnelle et à trouver sa place dans le groupe des pairs et des autres professionnels.
Sur le plan relationnel, il cherchera à acquérir de l'assurance pour s'exprimer et apprendre à mieux se connaître. Il intégrera les notions de base de la communication et des sciences humaines.
La formation par alternance lui permet de faire les liens entre théorie et pratique. Kant illustre cette nécessité en affirmant : « *La théorie sans la pratique est impuissante, la pratique sans la théorie est aveugle* »[3]. La priorité de l'étudiant est de développer les connaissances et les pratiques indispensables à l'exercice de sa profession. Souvent centré sur l'aspect technique lors de la réalisation des soins, car en phase d'assimilation et d'apprentissage, l'étudiant a besoin de temps pour développer des capacités relationnelles.
L'enseignement de la relation d'aide est introduit dans le programme de formation des infirmières dès 1979 et renforcé dans celui de 1992.
L'affirmation du rôle propre a été accompagnée d'un développement de la formation à la relation d'aide qui fait partie des compétences de base de l'infirmière. Depuis 1992, l'apprentissage de la relation d'aide en Institut de

---

1. POLETTI R., *Communication et relation d'aide.* Les conférences du CRERSI, Montpellier 26 janvier 1990.
2. HONORÉ B., *Pour une pratique de la formation.* Paris, Payot, 1980, p. 69.
3. KANT E., *Critique de la raison pure,* 1781-1787.

formation en soins infirmiers (IFSI) s'appuie sur un savoir théorique où les sciences humaines tiennent une place importante. Selon Travelbee (1978) et Watson (1985), l'infirmière doit acquérir une profonde connaissance de la condition humaine.

L'enseignement à la relation d'aide dans le programme de formation

Parmi les principes pédagogiques du programme des études (arrêté du 23 mars 1992 modifié relatif au programme des études conduisant au diplôme d'état d'infirmier et d'infirmière, modifié par l'arrêté du 28 septembre 2001[1]), un renforcement des sciences humaines a été prévu afin « *d'améliorer la relation thérapeutique entre le soignant et le soigné* ».

D'une part, cet enseignement se compose de deux modules intitulés :

– introduction aux sciences humaines (160 h);
– anthropologie, ethnologie.

D'autre part il doit être considéré comme une synthèse des notions qui imprègnent la totalité des enseignements dispensés au cours des trois années d'études.[2]

Dans le module 2, en psychologie, psychanalyse, on retrouve les enseignements suivants :

– les différents modes de relation : sociale, éducative, coopérative, d'autorité, de dépendance, de maternage;
– la relation soignant-soigné : la relation fonctionnelle; attitudes personnelles dans la relation;
– transferts, contre-transferts;
– techniques : l'entretien, les différents types;
– l'observation : les méthodes.

D'autre part, quatre modules concernent les soins infirmiers, dont l'un spécifiquement consacré à la démarche relationnelle, le module 3 Soins infirmiers (360 h) :

– travail de développement personnel;
– techniques d'écoute;
– relation d'aide : définition; buts; différentes phases; rôle de superviseur;
– techniques et limites de la relation d'aide;
– les situations nécessitant une relation d'aide : deuil, stress, anxiété, perte, rupture affective; aide à la vie quotidienne;
– relation d'aide thérapeutique : le projet thérapeutique, la supervision dans la relation thérapeutique;
– le développement personnel et des groupes dans leurs dimensions psychoaffective, psychosociologique et éducative;
– l'accueil des malades et de leur famille.

Enfin, concernant l'étude de toutes les pathologies, il est préconisé que soient également abordés le soutien psychologique et la relation avec le patient et sa famille.

1. B.O. du ministère de l'emploi et de la solidarité n° 2001-40 du 1er octobre 2001.
2. *Profession Infirmier* (recueil des principaux textes). Berger-Levrault, 2003.

Quelles réalités de cet enseignement dans les IFSI ?

Les auteurs de l'ouvrage ont recueilli des informations auprès d'Instituts de formation en soins infirmiers dans les régions représentées par chaque membre du groupe de travail. Ce constat, davantage qualitatif que quantitatif, ne peut être considéré comme représentatif de la situation nationale, mais révèle toutefois certains constats.

Le volume horaire de formation dépend du projet pédagogique de chaque IFSI et est très inégal d'un établissement à l'autre : ce peut être un point d'ancrage dans la formation ou ne pas en être la priorité. Le plus souvent l'enseignement, lorsqu'il est structuré, est progressif sur les trois ans de formation.
Cet enseignement se retrouve plus volontiers dans les modules sciences humaines, psychiatrie, cancérologie, gériatrie.
Toutefois certains IFSI organisent des modules optionnels sur la relation d'aide.
Les cours sont animés par des cadres de santé formés ou uniquement par des psychologues. Le binôme cadre de santé-psychologue, cité parfois, est une option riche en complémentarité.
L'enseignement de la relation d'aide implique le développement personnel de l'étudiant. Les méthodes pédagogiques, outre l'apport théorique sont interactives et lui permettent de réfléchir, de prendre du recul, de se questionner, à partir de l'analyse de situations vécues. La vidéo est souvent utilisée, d'autres approches innovantes sont parfois mises en place à travers des jeux de rôle, un travail d'expression corporelle avec des comédiens.
Le réinvestissement dans les services est loin d'être simple : l'étudiant trouve peu d'occasions de modélisation. Le compagnonnage et l'analyse de pratique sont de bons outils d'évolution, ils sont peu courants dans les institutions, moins encore en libéral.
La performance technique demeure le critère privilégié d'évaluation des compétences, tant pour l'étudiant que pour le professionnel, même si les décrets mettent l'accent sur les habiletés relationnelles.
Dans le cadre de l'épreuve de mise en situation professionnelle du diplôme d'état infirmier, la grille d'évaluation officielle proposée aux membres du jury, relative à l'organisation et la réalisation des soins prend en compte la façon dont est réalisée la communication.
Le jury évalue si celle-ci est réalisée avec :

– empathie :
  - écoute active,
  - reformulation,
  - identification des émotions présentes,
  - respect des silences;
– congruence :
  - attitude adaptée à la situation,
  - communication verbale et non verbale adaptée.

Pour permettre à l'étudiant d'appréhender la spécificité de la relation d'aide infirmière, il est important qu'un référent puisse faire le lien avec certaines compétences comme la maîtrise des diagnostics infirmiers. C'est pourquoi, le type d'enseignement fait par un psychologue seul, dont le cadre de référence professionnel est très différent de celui de l'infirmier, pose question. La personne malade ne s'adressera pas de la même façon à l'infirmière et au psychologue, il est donc normal que l'enseignant en soins infirmiers fasse part de cette particularité et de son expérience.

Une enquête complémentaire concernant l'enseignement des soins palliatifs

Un groupe de travail du Collège national des acteurs en soins infirmiers de la SFAP a réalisé une enquête auprès des IFSI sur l'enseignement de l'accompagnement et des soins palliatifs (2002-2003).
Celle-ci montre que :

– 70 % des IFSI (94) ayant répondu au questionnaire organisent un module d'enseignement spécifique à la relation d'aide;
– si le soutien psychologique est un des fondements de la pratique de l'accompagnement et des soins palliatifs, toutefois un module centré sur la relation d'aide peut, dans certains instituts, ne pas aborder de situations de soins palliatifs;
– l'enseignement de la relation d'aide fait partie des pré-requis à l'enseignement des soins palliatifs pour 37 % des IFSI; elle est abordée en formation en soins palliatifs dans 75 % d'entre eux.

Parmi les recommandations proposées à l'issue de cette enquête sont à retenir :

– la nécessité d'un programme de formation spécifique aux soins palliatifs, exigeant au préalable un apprentissage aux relations humaines et ensuite un prolongement progressif en formation continue;
– l'enrichissement de ce programme par le thème suivant : *« la relation et la communication en situation de stress, de deuil, d'anxiété »*, qui développerait les attitudes d'écoute ou de soutien en fonction des demandes, l'utilité de la relation d'aide dans le soutien et l'accompagnement.

Des principes pédagogiques fondateurs

« La finalité de la formation est de permettre à l'infirmier d'assumer chacun de ses rôles en tenant compte notamment des aspects éthiques et juridiques de son engagement professionnel ».[1]
Le programme des études d'infirmière s'est adapté à l'évolution du métier face à une nécessité de polyvalence tout en permettant à l'infirmière de garantir une qualité des soins.
L'acquisition et le développement de compétences centrées sur l'autre nécessitent l'apprentissage des techniques de communication associé à une connaissance de soi (déformation et transformation) qui permet de cheminer vers un savoir-être adapté, quelle que soit la situation à laquelle la future professionnelle sera confrontée.

1. Annexe à l'arrêté du 23 mars 1992 modifié par l'annexe à l'arrêté du 28 septembre 2001.

Ce processus d'apprentissage est complexe. Il se construit par strates où à chaque fois il est nécessaire de déstabiliser les représentations déjà construites pour permettre de s'adapter à un nouveau contexte. Les représentations se modifient, changent dans l'interaction. L'apprentissage est donc un processus qui entraîne un changement relativement permanent du système de représentation, dans la façon de penser, sentir et agir.

Pour atteindre ces objectifs, le programme de formation énonce des principes pédagogiques. Parmi ceux-ci et en lien avec la relation d'aide sont cités : l'*« articulation de la formation autour des connaissances professionnelles, des aptitudes, des attitudes personnelles de l'étudiant... »*, le *« suivi pédagogique basé sur l'accompagnement et le développement personnel de l'étudiant en vue d'une meilleure intégration des connaissances par celui-ci »*.

Un cheminement progressif pour les étudiants

En formation initiale, l'objectif visé est de développer des connaissances, des habiletés, des capacités. La modélisation permet de s'approprier cet outil du rôle propre infirmier qu'est la relation d'aide. Chaque infirmière étant unique, elle respecte les grandes dimensions de la relation d'aide et les intègre à sa personnalité.

La relation d'aide n'est pas un apprentissage ordinaire. Quelle présence, quelle attention, quelle distance adopter ?

Lors de sa formation, l'étudiant doit avoir la possibilité de ressentir la situation de celui qui est passif et vulnérable. Il doit pouvoir percevoir progressivement la complexité de la relation soignant-soigné en fonction de son stade de développement et de ses expériences antérieures (personnelles et professionnelles). La guidance de l'enseignant et du professionnel de terrain est primordiale. Ainsi, il s'entraînera à explorer le vécu subjectif et les représentations mentales de l'être humain qui lui fait face, qu'il soigne et dont il prend soin. Il tentera de se faire une idée de ce que vit ce dernier, dans son propre cadre de référence. Petit à petit il apprendra à cheminer au rythme de son interlocuteur, en l'aidant à clarifier sa problématique, à mobiliser ses ressources et à envisager ses propres réponses de santé.

Il repérera ses propres émotions, celles du patient et s'efforcera de les prendre en compte en discernant bien ce qui fait ou non partie de son histoire.

La pratique quotidienne permet de perfectionner et de développer la capacité de l'étudiant à faire face à des situations de plus en plus complexes. Il faut cependant de nombreuses années d'expériences et de formation pour structurer de manière réfléchie cette démarche et la transférer avec efficience.

Rosette Poletti définit une personne aidante comme ayant la capacité :
– d'éprouver une vraie compassion pour les autres ;
– d'être un « canal » désencombré de ses propres désirs, problèmes, attentes ;
– de ne pas se préoccuper du résultat, de savoir lâcher prise et de ne pas avoir de projets sur l'autre.

En fin de cursus en fonction de sa formation et de sa pratique, l'étudiant a acquis des compétences à la relation d'aide qui vont évoluer avec son expérience future et la formation continue.
Actuellement, la formation des infirmières en France ne relève pas de l'université. Il s'agit d'une formation professionnelle validée par un diplôme d'état, reconnue au niveau bac + 2. La réforme européenne dite « Licence/ Master/Doctorat »[1] pourrait donc constituer une avancée pour les infirmières françaises par une reconnaissance à niveau bac + 3/licence et par la possibilité de passerelles avec d'autres filières de formation en santé. Dans le cadre de cette réforme, la question de l'enseignement à la relation d'aide reste posée : quel contenu commun de cet enseignement selon les universités ? Avec quels formateurs ?

LA FORMATION CONTINUE

La formation continue de manière générale, relève pour les infirmières, d'un devoir, instauré en 1993 par l'article 10 du décret du 16 février 1993 dit des règles professionnelles (art. R 4312-10 du *Code de la santé publique*) :

> *« Pour garantir la qualité des soins qu'il dispense et la sécurité du patient, l'infirmier ou l'infirmière a le devoir d'actualiser et de perfectionner ses connaissances professionnelles. Il a également le devoir de ne pas utiliser des techniques nouvelles de soins infirmiers qui feraient courir au patient un risque injustifié. »*

De fortement incitative, elle est devenue obligatoire comme dans d'autres professions de santé par la loi du 9 août 2004[2]. L'article L 4382-1 de cette même loi étend l'obligation de formation continue à l'ensemble des professions de santé dont l'exercice est réglementé dans la quatrième partie du Code de la santé publique (professions médicales, professions de la pharmacie, auxiliaires médicaux). Ce perfectionnement des connaissances ayant pour objet l'amélioration du service rendu aux patients devrait pouvoir se « mesurer » « *notamment par tout moyen permettant d'évaluer les compétences et les pratiques professionnelles* » (art. L 4382-1).
Dans son ouvrage *De novice à expert*, Patricia Benner s'appuie sur les travaux de Schein et Dreyfus (USA) et décrit cinq étapes distinctes dans l'apprentissage professionnel : novice, débutant, compétent, performant et expert. Ces différentes étapes sont définies par l'expérience professionnelle, elles ne sont jamais acquises et sont toujours en mouvement :

Le novice est un infirmier qui vient d'obtenir son diplôme d'état et prend un premier poste ou un infirmier qui change de poste. Il a peu d'expériences de situations réelles ou découvre des situations nouvelles.

1. Décret du 8 avril 2002 portant application au système français d'enseignement supérieur de la construction de l'Espace européen de l'enseignement supérieur.
2. Loi n° 2004-806 du 9 août 2004, *Journal officiel* du 11 août 2004.

Le débutant a déjà de l'expérience. Il fait face à des situations réelles, repère les facteurs significatifs mais a besoin d'aide pour l'organisation des soins et pour faire face aux imprévus avec efficacité.

Le compétent a une expérience d'au moins trois ans dans un même service. Cette étape est celle de compétence à proprement parler. L'infirmier maîtrise les situations, il s'organise et il est capable de faire face aux imprévus avec efficacité.

Le performant perçoit les situations dans leur globalité. Il est capable de percevoir tout changement clinique chez la personne soignée en référence à des situations déjà vécues. Il agit selon ses perceptions et construit des projets à long terme.

L'expert a une expérience d'au moins cinq ans. Outre l'observation et l'analyse, son jugement lui permet de s'engager complètement.

Pour Patricia Benner, connaître un malade, c'est « *connaître ses particularités, son histoire, son passé, le déroulement de sa maladie, sa réaction face à sa maladie et à la thérapie et être en mesure, sur la base de ces connaissances, de prendre des décisions en ce qui concerne les soins* ». C'est aussi « *le comprendre de manière empathique et se sentir concerné personnellement par lui, ne pas le voir uniquement dans son rôle de patient* ».

Elle écrit qu'« *en tant que chercheur suivant régulièrement des cours de psychologie, je me suis rendu compte que le langage que l'infirmière utilise dans ses relations d'aide était différent de celui des autres professionnels de santé* » et que « *de par leur profession, les infirmières se voient poser moult questions et les malades font appel à elles pour un réconfort qu'ils ne sollicitent pas des autres professionnels de santé* ».

Pour le professionnel en formation continue, les bases théoriques sont les mêmes que pour l'étudiant, mais il se situe à un moment différent de sa vie personnelle et professionnelle. Il a intégré les notions de base dans sa pratique et a évolué grâce à ses expériences. Il a développé des capacités d'adaptation à des situations diverses, voire complexes. Il peut avoir un regard spécifique sur des populations qui présentent des situations de crise spécifiques (adolescents, personnes âgées…) ou des pathologies spécifiques (psychiatrie, cancérologie, neurologie). Il met en œuvre des compétences techniques, relationnelles complémentaires pouvant aller jusqu'au niveau de l'expertise.

À partir de ce qu'il entend et de ce que le formateur lui propose, le professionnel va créer des liens avec ce qu'il possède déjà. Cette synthèse n'est pas toujours aisée pour lui, car il doit déconstruire un système de représentations pour pouvoir passer à un autre. Ses besoins de formation ne sont pas uniquement basés sur des contenus. La rencontre avec d'autres professionnels, l'échange des expériences, l'intégration à un groupe font partie de ses attentes. Confronté à des situations professionnelles problématiques, le professionnel souhaite partir de son vécu pour l'analyser avec des personnes extérieures à son milieu professionnel afin d'envisager de nouvelles pistes de réflexion. Sa démarche part d'une volonté de questionner sa pratique et de prendre du

recul. Il s'agit d'une formation liée à l'expérience définie par Kolb[1] comme étant « *un processus au cours duquel un savoir est créé grâce à la transformation de l'expérience* ».
Ce partage d'expériences est particulièrement apprécié par les infirmières libérales qui, au domicile, sont sollicitées en relation d'aide tant par la personne soignée que par sa famille, souvent sans pouvoir questionner leur pratique avec des tiers extérieurs.
Le professionnel peut aussi poursuivre l'objectif d'améliorer sa pratique en utilisant l'auto-évaluation. Il demandera surtout des outils, des méthodes qu'il pourra intégrer dans sa pratique. Ainsi la prise de notes et l'enregistrement des entretiens (avec l'accord des personnes) favoriseront la remise en question du soignant et l'évolution de sa pratique.
L'échange d'expériences enrichit et permet de découvrir de nouvelles approches.
De nombreux programmes sont proposés par les organismes de formation continue. La durée moyenne des stages est de 4 à 6 jours, hormis quelques formations spécifiques qui peuvent être plus longues. Les formateurs sont des infirmières ayant une pratique et une compétence dans ce domaine, des cadres de santé formateurs ou des psychologues cliniciens.
Les contenus sont assez similaires. Le public ciblé va du cadre de santé infirmier, à l'aide-soignant voire l'auxiliaire de vie.
Le niveau d'implication relationnelle est-il identique pour tous ces professionnels ? Peut-on faire le même enseignement, pour quels objectifs ?
Certains centres de formation dissocient les publics en fonction de leur profession et adaptent la formation. A contrario, pour des équipes qui travaillent dans l'interdisciplinarité, les formations communes permettent de repérer les limites du rôle de chacun.
Il existe des formations structurées qui conduisent à un certificat de clinicien et de spécialiste clinique, mais des infirmières peuvent aussi approfondir leur champ de compétence clinique par d'autres formations équivalentes.
Approfondir la clinique infirmière permet de développer l'expertise chez ces professionnelles et d'investir pleinement le champ clinique infirmier défini par la réglementation. Outre la maîtrise du raisonnement clinique, l'enrichissement des connaissances conceptuelles et des interventions de soins, le professionnel y développe ses capacités relationnelles et plus particulièrement son habileté à mener un entretien d'aide.
Une meilleure connaissance d'elle-même, de ses émotions, de ses réactions en situation de soins permettent à l'infirmière expérimentée de créer une relation de confiance. La relation d'aide fait partie intégrante de son activité.
L'analyse de la pratique lui permet en outre de progresser et d'optimiser ses interventions et les résultats obtenus en matière de santé.
L'expertise qu'elle a développée permet à l'infirmière d'assurer des consultations dans divers domaines et notamment, dans le suivi de pathologies chroniques où la qualité de l'accompagnement et de l'éducation donnée a un impact direct sur l'observance en particulier, et par là même, sur le coût global de ces situations.

1. KOLB D., *Apprendre par l'expérience*. Éducation permanente, n° 100-101, p 16.

LE DÉVELOPPEMENT PERSONNEL : SE CONNAÎTRE, S'ACCEPTER, PRENDRE SOIN DE SOI

Dans la mise en œuvre de la relation d'aide par l'infirmière, le développement personnel de celle-ci est primordial. Prendre soin d'elle-même, apprendre à mieux se connaître l'aideront à repérer ce qui est bon pour elle. En sachant que ce qui est bon pour elle ne l'est pas nécessairement pour l'autre.
Dans cette connaissance d'elle-même, l'infirmière découvre ses qualités, ses défauts, ses fonctionnements. Elle va apprendre à s'améliorer et à s'accepter telle qu'elle est. Ce travail sur soi peut se faire avec l'aide d'un professionnel. Il permet à la personne aidante de s'engager de façon efficace dans une relation (prise de conscience de son identité).

LA CONNAISSANCE DE SOI

Se connaître et se respecter soi-même sont des préalables pour pouvoir comprendre et respecter autrui. L'infirmière est à la fois centrée sur elle et tournée vers l'autre. Elle s'interroge sur ses ressentis, ses émotions, ses représentations, ses réactions… Il s'agit de s'interroger sur soi, sur sa pratique.
La connaissance de soi permet au professionnel de repérer ce dont il est capable en tant qu'homme, mais aussi de pointer ses limites. Ainsi l'impératif socratique, repris par Platon du « *connais-toi toi-même* » prend ici tout son sens, soulignant la complexité de l'être humain et de sa vie en relation.

L'ACCEPTATION DE SOI

Il s'agit pour le soignant de s'accepter lui-même, avec ses forces et ses faiblesses.
S'accepter, c'est oser être soi-même : condition clé pour pouvoir établir une relation d'aide de qualité, faite de respect, de compréhension, d'authenticité et de loyauté.
Pour C. Rogers, c'est une obligation pour laisser l'autre être lui-même.
S'accepter, c'est aussi s'engager dans un processus d'auto-compréhension.
Prendre en compte sa propre problématique dans la dimension relationnelle est une démarche dont l'infirmière ne peut faire l'impasse. Cloisonner totalement vie privée et vie professionnelle relève d'un leurre, en prendre conscience aide à développer ses compétences qui s'appuient aussi sur l'expérience personnelle.

LE PRENDRE SOIN DE SOI

Un des fondements de la qualité dans le « prendre soin de l'autre » est le « prendre soin de soi » dans les différentes dimensions de l'être.
Grâce à une bonne connaissance de soi, l'infirmière prend conscience de ses ressources, ses limites. Elle repère ce qui lui est bénéfique (ressources sur le lieu de travail : échanges, groupes de parole, humour comme mode de décompression… ; activités ludiques, sportives, culturelles ; réunions familiales, amicales…) ou la met en difficulté (peur de rentrer dans une chambre ; senti-

ment d'insatisfaction dans son travail; insomnie; perturbation de la vie personnelle; agressivité envers les patients...).

Quand elle a repéré les situations qui la mettent en difficulté, elle peut trouver des stratégies pour y faire face, rechercher de l'aide interne ou externe à son milieu de travail. Elle peut passer le relais à un collègue. Cependant, pour être en capacité d'aider l'autre dans des situations similaires ultérieures, l'infirmière doit analyser, comprendre son comportement et l'adapter.

La situation vécue par S..., aide-soignante en maison de retraite, illustre l'importance de se connaître et de s'accepter afin d'être disponible pour autrui.

CAS CLINIQUE

À l'occasion d'une sortie avec un groupe de résidents au restaurant, Monsieur Léonce, 82 ans, s'affaisse subitement sur la table alors qu'il vient de commander son apéritif préféré. Le personnel présent assure les gestes d'urgence et appelle le SAMU qui intervient rapidement, sous le regard des résidents et des clients. Monsieur Léonce décède sans reprendre connaissance.

L'aide-soignante et les bénévoles proposent de rentrer immédiatement à la maison de retraite, mais le groupe de résidents insiste pour prendre le repas commandé.

Lors de la réunion d'équipe, S... relate le déroulement de la sortie et les circonstances du décès de monsieur Léonce. Elle exprime sa difficulté à supporter la réanimation devant le regard des autres, sa volonté lors du repas à occuper la place vide de Monsieur Léonce. Elle est très émue et a les larmes aux yeux.

La psychologue lui demande pourquoi elle a mal vécu la réanimation. « N'est-ce pas notre rôle de tout tenter pour la personne? N'est-ce pas la mission du SAMU à partir du moment où il est appelé? »

Puis soudain elle nous répond : « J'ai moi-même eu un grave problème de santé; j'ai été réanimée et je m'en suis sortie ».

LA COMPÉTENCE

QUELQUES DÉFINITIONS

Selon le dictionnaire *Le Robert*, la compétence est une *« connaissance approfondie, reconnue, qui confère le droit de juger ou décider en certaines matières »*.

Guy Le Boterf[1] la définit comme une combinaison de connaissances, de savoir-faire, et de savoir-être. Le savoir-faire est l'ensemble des gestes, des

1. Expert en management et développement des compétences.

méthodes, de l'expérience et de la capacité à agir efficacement sur un lieu de travail. Le savoir-être représente les attitudes, les comportements s'exerçant dans un contexte précis; il désigne la façon dont l'individu s'adapte à un groupe de travail et se comporte conformément aux objectifs (dans le cas de l'étudiant aux objectifs de la formation).

Selon cette logique, l'adaptabilité du professionnel est au cœur de la compétence. La dynamique de compétence est liée aux situations professionnelles auxquelles il est confronté. La compétence inclut aussi la prise d'initiatives et de responsabilités dans des situations professionnelles. C'est une démarche engageante « dans une action qui modifie l'existant, qui introduit du nouveau, qui crée »[1].

Si l'on se réfère à l'ordre professionnel des infirmier(e)s du Québec :

> « *La compétence professionnelle fait référence aux connaissances, aux habiletés, aux attitudes et au jugement nécessaires à l'infirmière pour exercer sa profession, ainsi qu'à la capacité de les appliquer dans une situation clinique donnée.* »

L'objectif étant le service rendu à la personne par une prestation personnalisée de qualité.

QUELLES CONCEPTIONS DE LA COMPÉTENCE?

Une conception des compétences de l'infirmière a été élaborée sous forme d'un référentiel, dans le cadre d'un travail d'étude réalisé par le Comité d'entente des formations infirmières et cadres et de l'Association française des directeurs de soins[2] à partir d'un cadre méthodologique défini avec Guy Le Boterf.

Le groupe a défini les compétences suivantes de l'infirmière, quel que soit son secteur d'exercice « pour soigner, encadrer, organiser et participer à des actions dans le domaine des soins infirmiers » :

1. Élaborer et mettre en œuvre un projet de soins individualisé.
2. Gérer les activités de soins.
3. Réaliser les soins techniques.
4. Réaliser les soins éducatifs individualisés et/ou collectifs.
5. Conduire des soins relationnels, notamment une relation d'aide et/ou de soutien psychologique avec le bénéficiaire.
6. Former les stagiaires et les nouveaux arrivants.
7. Contribuer à la valorisation et à l'évolution de l'exercice professionnel.

1. ZARIFIAN P, *Objectif compétence, pour une nouvelle logique*. Paris, Éditions Liaisons « Coll. Entreprise & Carrières », 1999.
2. *Construction d'un référentiel de compétences infirmières*, CEFIEC-AFDS.

Ainsi, pour ce groupe de travail, la conduite de la relation d'aide s'inscrit complètement dans les compétences générales des infirmières. Elle est une compétence attendue par les bénéficiaires des soins quel que soit le lieu où ils peuvent rencontrer des professionnels en soins infirmiers.
La demande d'aide de la personne en souffrance est entendue par le soignant avec sa compétence et aussi avec sa conscience.
Les soins proposés à autrui renvoient à une compétence professionnelle. Qu'est-ce qui est en amont et en aval de la compétence professionnelle? Le sujet existe en dehors et avant sa profession. Il a un savoir-être. Parler de l'être ne se réduit pas au savoir. Le non savoir-être est différent de l'incompétence professionnelle. La responsabilité du soignant est de s'interroger sur « Où en suis-je dans la relation de soins, d'accompagnement? ». Se heurter à la souffrance d'autrui entraîne une recherche de sens, tenir la présence auprès de ces personnes interroge sur le sens que cela peut avoir : « Comment cela me relie aux autres? ».
Avec chaque patient, c'est la découverte d'une relation nouvelle, d'un chemin spécifique, le soignant se sert de toute sa compétence relationnelle (son savoir), mais la rencontre renvoie à l'incertitude et à une grande humilité. Entre savoir et incertitude, il y a la place pour l'invention, la création. Apprendre à faire avec l'incertitude, c'est permettre le mouvement de la vie qui s'invente.

PRATIQUE AVANCÉE ET CONSULTATIONS INFIRMIÈRES

En France, la baisse de la densité médicale dans les années à venir a amené le professeur Yvon Berland, président de l'observatoire national de la démographie des professions de santé, à proposer en octobre 2003, la notion de transfert de tâches et de compétences, des médecins vers les infirmières. Ceci nous renvoie au concept de « pratique avancée », une réalité dans de nombreux pays dont le Canada, la Grande-Bretagne, les États-Unis, la Finlande, la Corée et d'autres encore. Les infirmières y assurent des consultations de première urgence, le suivi de pathologies chroniques, des actions de prévention et d'éducation, de dépistage.
Qu'elles soient praticiennes (elles ont acquis un champ d'expertise médicale, posent des diagnostics médicaux et prescrivent des traitements) ou qu'elles soient spécialistes cliniques (elles ont alors des compétences élargies dans leur champ propre et aident à la résolution de situations complexes de soins, pour lesquelles elles accompagnent patients et entourage dans leurs stratégies pour faire face), leur habileté à conduire un entretien d'aide est la base de leur pratique et l'outil essentiel de leur expertise.
Le « prendre soin » est toujours global et prend en compte toutes les répercussions de la pathologie ou de l'évènement de vie sur la santé de la personne. Pour l'avenir, il est souhaitable que la relation d'aide soit une compétence recherchée et valorisée dans les opportunités offertes par cette approche élargie des soins infirmiers.

LA DIMENSION ÉTHIQUE

L'éthique ne permet pas de dire le chemin qu'il faut suivre, mais permet de créer l'espace possible pour les questions. Qu'est-ce qui fait problème ? Comment faire pour bien faire ? L'éthique est ce qui permet de faire surgir l'humain dans l'homme.

Qu'entend-on par éthique dans les soins infirmiers ? Il s'agit d'une démarche de questionnement sur le sens des actions et des interventions mises en œuvre dans l'idée de bienfaisance pour la personne soignée. Cette démarche s'appuie sur des valeurs professionnelles et aussi personnelles, des règles et des codes, mais aussi sur les valeurs inhérentes aux personnes soignées. Lorsque ces valeurs ne sont pas en adéquation se pose alors pour le soignant un dilemme éthique qui devra faire l'objet d'un questionnement d'équipe interdisciplinaire.

S'appuyant sur ses valeurs professionnelles, l'infirmière va, en premier lieu, accueillir la demande de la personne aidée.

Le respect de l'individu est primordial : pour qu'une relation lui soit utile, il doit être considéré avec compréhension et respect.

Un tel respect comprend le droit pour le patient d'avoir ses propres sentiments, ses idées et de les exprimer en présence de professionnels de santé qui peuvent les entendre et les comprendre. Le respect implique que l'aidant s'intéresse en priorité à la personne qui vit le problème, la maladie… plutôt qu'au problème lui-même.

Respecter l'autre dans cette relation d'aide, c'est laisser advenir la propre vérité du sujet et l'émergence d'une solution au problème qui se pose, en des termes différents, tant au soignant qu'au soigné. Respecter la personne aidée, c'est aussi susciter sa présence à l'autre, soignant.

La relation d'aide suppose que l'aidant considère l'aidé comme un être humain, investi, à ce titre, d'une valeur. Celle-ci caractérise l'humain et fait distinction entre chose et personne, entre tout ce qui a un prix et la personne qui ne peut s'échanger. La personne n'a pas de prix, mais a une dignité quels que puissent être par ailleurs, ses comportements. Le sujet n'est pas confondu avec son action, il doit en répondre mais rien n'est définitivement fermé pour quelqu'un, cette transformation possible, c'est l'espoir.

Qu'entend-on par dignité ? La référence est ici au sens juridique et moral (plutôt que socio-politique) lequel désigne un statut reconnu à tout homme, quels que soient ses actes, ses conditions de vie.

Il s'agit du sens ontologique contenu dans la Déclaration universelle des droits de l'homme : « *Tous les êtres humains naissent libres et égaux en dignité et en droit* » (1948-art. 1) ou celui énoncé par E. Kant de *« traiter l'humanité toujours en même temps comme une fin et jamais simplement comme un moyen* » (*Fondement de la métaphysique des mœurs*).

Le philosophe Jacques Ricot explique que le sens ontologique, c'est-à-dire le fait d'affirmer que la dignité tient à l'humanité de l'homme, s'est imposé en philosophie et dans les grands textes déclaratifs des droits de l'homme.

« La dignité humaine ainsi entendue n'est pas une qualité que nous possédons par nature comme telle caractéristique physique ou psychique, elle n'est pas une détermination de l'être humain, elle est le signe de son intangibilité, renvoyant à la valeur absolue accordée à la personne humaine en sa singularité, valeur inconditionnelle qui jamais ne peut être perdue. Nul n'a le pouvoir de renoncer à sa dignité car elle ne dépend ni de l'idée que l'on se fait de soi-même, ni du regard posé par autrui. »[1]

La dignité est liée au statut d'être moral, et au sens juridique et moral, n'a pas de degré, ici elle est inaltérable, personne ne peut la perdre, cette dignité-là n'a pas de contraire.

Les énoncés sur la dignité ont un caractère prescriptif et impératif.

La dignité est :

– un statut qui appartient à tout homme, dans la mesure où l'homme est un homme libre ;
– un statut que tout être humain doit reconnaître aux autres ;
– de l'ordre de l'impératif, au sens absolu ;
– un commandement qui est de respecter l'homme en sa qualité de sujet, de « fin en soi », sans condition.

La dignité exige d'être reconnue et exercée dans le champ relationnel, elle est liée à l'appartenance de chacun d'entre nous, à la famille humaine.

D'une manière générale, c'est autour des notions de respect, de dignité, de liberté de la personne qu'un projet de soins pourra se construire avec elle.

La loi du 4 mars 2002[2] vient renforcer cette notion de dignité, en précisant que *« les professionnels de santé mettent en œuvre tous les moyens à leur disposition pour assurer à chacun une vie digne jusqu'à la mort. »*

La personne aidée, bien que parfois fragilisée par le problème qu'elle rencontre est avant tout un sujet autonome dont on présuppose qu'il parviendra après identification de son problème à découvrir à un moment donné ce qui est bon pour lui. L'aidant n'est pas responsable à la place de l'aidé, la seule responsabilité que l'aidant accepte pleinement est celle de ses attitudes et de ses comportements envers l'aidé. La relation de soin met en présence un soignant qui va accueillir la plainte d'une personne en souffrance (mal être, douleur, crainte de la maladie…). C'est un appel à l'autre, la vulnérabilité convoque l'autre à venir à l'aide, à le rencontrer comme sujet. Toute attitude autoritaire du soignant qui se situe dans une relation de pouvoir, va à l'encontre de la visée éthique. Il peut s'agir de dicter, par exemple, à un patient la conduite qu'il doit absolument adopter en faisant référence à des notions de morale, des notions religieuses ou en référence à son propre choix dans le même contexte. D'autant que cette supposée bienfaisance ne met pas à l'abri le professionnel de santé de nuire à la personne malade. La relation de domination où le soignant qui croit tout savoir impose son point de vue ne permet pas au patient d'exercer sa liberté et de trouver son propre chemin.

---

1. RICOT J., *Dignité et euthanasie*. Nantes, Éditions Pleins feux « Conférence JALMAV », 2003.
2. Loi n° 2002-303 du 4 mars 2002 relative aux droits des malades et à la qualité du système de santé.

Le Comité consultatif national d'éthique dans son avis sur la personne humaine du 15 décembre 1986, invite à « *... ne jamais se comporter à son égard d'une manière à laquelle elle ne pourrait librement adhérer par elle-même.* »
Le soignant considère que toute personne humaine a un droit strict de prendre ses propres décisions et de mener sa vie comme bon lui semble, selon son libre arbitre. Il doit lui accorder sa confiance et croire en son potentiel de croissance.
En reconnaissant le patient comme sujet et acteur de soin, l'aidant reconnaît à l'autre la possibilité de trouver en lui-même des ressources. En l'engageant comme partenaire dans la relation, il pourra réveiller les énergies parfois endormies ou bloquées au fond de lui-même.
Pour cela, il faut d'abord recueillir son consentement, ainsi que repérer, reconnaître et respecter son évolution.
Plusieurs philosophes contemporains relèvent cette exigence de mouvement, d'évolution, cette dimension morale de l'action. Ainsi pour E. Mounier « *La personne n'est pas l'être, elle est mouvement d'être vers l'être...* », pour G. Bachelard « *L'être veut créer du mouvement, il ne veut pas le repos* ».
Respecter la personne, son libre arbitre, c'est aussi être attentif à la confidentialité de ce qu'elle confie aux soignants.
Dans les équipes soignantes et les différents lieux ou dispositifs de soins (hôpital, domicile, réseaux de santé...), le décloisonnement et la coopération bénéfiques au patient deviennent essentiels. Ces éléments interrogent la question du partage de l'information entre professionnels : « Quelles informations échanger sans trahir la confidentialité concernant la relation d'aide ? Selon quels pré-requis ? ». Aussi est-il utile de rappeler la loi du 4 mars 2002 :

> « *Toute personne a droit au secret des informations la concernant... Deux ou plusieurs professionnels de santé peuvent toutefois, sauf opposition de la personne dûment avertie, échanger des informations relatives à une même personne prise en charge, afin d'assurer la continuité des soins ou de déterminer la meilleure prise en charge sanitaire possible.* »

La loi fait bien référence au consentement de la personne « dûment avertie » quant aux informations partagées par les différents professionnels. Cela suppose pour consentir, qu'elle ait reçu une information claire sur le contenu de ce partage.
Chaque relation met en cause, plus qu'elle-même, la position du sujet comme membre de l'humanité.

Les caractéristiques de la relation d'aide en soins infirmiers

La relation d'aide en soins infirmiers se construit à partir des besoins de la personne, de l'expérience et des compétences de l'infirmière. Les compétences seules ne suffisent pas, l'envie de rencontrer l'autre est essentielle.

Elle nécessite un apprentissage d'outils spécifiques (souvent qualifiés de technique de la relation d'aide) et une pratique qui passe par la formation. Elle s'optimise pour le soignant par un travail sur soi, l'expérience et l'analyse de pratique.

Elle peut être ponctuelle, circonstancielle, ou se vivre dans la durée dans une relation d'accompagnement. Selon le contexte, la relation d'aide est spontanée (informelle) ou formelle.

Spontanée, elle se met en œuvre à l'improviste, implicitement acceptée par l'aidé qui s'ouvre à cette relation.

CAS CLINIQUE

Madame Alice est la mère de monsieur Simon, hospitalisé dans le service depuis trois semaines. Il a 24 ans, il est en fin de vie. Elle reste auprès de son fils deux à trois jours par semaine. L'infirmière la rencontre de temps à autre dans le cadre d'une relation fonctionnelle.

Elle a été en désaccord avec des choix de vie de son fils. Un conflit persiste entre eux.

Elle a perdu son second mari il y a deux ans (beau-père très proche de son fils) dans des circonstances similaires au contexte actuel et il lui « semble revivre ce décès », dit-elle.

Le père de monsieur Simon vient peu le voir. Son frère et une amie sont présents et se relaient à son chevet avec sa mère.

Elle semble épuisée physiquement et psychologiquement. Jusqu'à présent elle n'a pas manifesté l'envie de confier son désarroi. Ce jour elle demande des nouvelles de son fils, par téléphone.

L'infirmière se présente permettant à madame Alice de repérer qu'elles se sont déjà rencontrées.

Madame Alice : « Je l'ai vu hier, je suis inquiète... » (silence)

L'infirmière : « Qu'est-ce qui vous inquiète? » (reformulation et écoute)

•••

•••

Madame Alice pleure, exprime sa tristesse, sa culpabilité, son sentiment d'impuissance, son souhait d'en finir : « C'est injuste de perdre son fils, un enfant », « Plutôt moi que lui ».
Une relation d'aide spontanée s'installe.
L'infirmière : « J'entend votre tristesse et votre colère » (accueil des émotions,) « La situation que vous vivez est difficile... »
Madame Alice : « À quoi ça sert de venir à l'hôpital, je ne peux rien faire pour lui... »
L'infirmière : « Vous cherchez comment lui venir en aide? » (reformulation) (silence)
Madame Alice poursuit : « Hier j'ai remarqué qu'il était plus apaisé et qu'au moment où je partais il a tenu ma main plus longtemps... il a besoin de moi... peut-être que je pourrais rester la nuit ».
L'infirmière l'informe que cela est tout à fait possible, et lui propose de la rencontrer lors de sa prochaine visite. Madame Alice accepte et un rendez-vous est fixé pour le lendemain matin.

Cette situation montre la nécessité de répondre au besoin d'écoute immédiat de la personne. Cet entretien d'aide spontané évolue avec la situation et les besoins manifestés. L'entretien d'aide amène le plus souvent l'aidé à exprimer et clarifier ses sentiments, ses émotions, et lui permet un peu d'apaisement dans sa souffrance.

Formelle, la relation d'aide infirmière est programmée, organisée lorsque l'entretien d'aide nécessite un travail d'exploration pour comprendre ce que vit la personne. Dans ce cas elle peut s'inscrire dans la durée.

La relation d'aide en soins infirmiers est structurée et a des composantes propres. Elle ne peut s'envisager que dans le respect d'un contrat, d'une éthique. Elle se déroule selon des étapes précises et demande des conditions pour se réaliser le mieux possible. En effet des éléments peuvent faire obstacle à son bon déroulement comme les engagements, les conditions non tenus ou les compétences insuffisantes.

La relation d'aide est limitée dans le temps et peut prendre un caractère différent selon les conditions dans lesquelles elle est réalisée et/ou le degré d'habileté de l'infirmière.

UN CONTRAT NÉCESSAIRE

La relation d'aide est une intervention spécifique correspondant à une source de difficulté identifiée chez la personne (stress émotionnel, difficulté décisionnelle, situation de crise...). Pour être en mesure de l'aider de façon pertinente, l'infirmière doit savoir et croire que la personne est la seule détentrice des ressources nécessaires pour résoudre son problème. L'infirmière lui offre alors, sans lui imposer, un entretien d'aide lui permettant de découvrir ou de reconnaître ou de découvrir ses ressources qu'elle utilisera à sa façon dans un processus de résolution de problèmes.

Que la relation d'aide se mette en place suite à une demande de la personne ou à une proposition de l'infirmière, il est indispensable que :

– le consentement de la personne soit recueilli;
– le respect de la confidentialité soit assuré (voir page 58);
– la personne soit prête à s'engager et à s'impliquer personnellement;
– la personne puisse interrompre la relation à tout moment.

La relation d'aide existe par la présence d'un lien significatif entre les individus : la nécessité de donner et de recevoir comme phénomène social.

La relation de confiance établie entre la personne aidée et l'infirmière repose sur des points essentiels comme l'intentionnalité, le cadre réglementaire, la continuité des soins.

L'intentionnalité s'inscrit dans la visée éthique et invite les soignants à s'interroger sur le sens des soins qu'ils prodiguent ainsi que sur l'intention qui les guide. « Quelle est la demande à laquelle je suis censée répondre? Pourquoi y a-t-il relation d'aide? »

Dans la relation d'aide, l'infirmière devra clarifier, par exemple à qui s'adresse la relation d'aide, en réponse à quelle demande. Une sollicitation pressante de la famille faite au nom de la personne malade pourrait inciter le soignant à engager une relation d'aide avec cette personne, alors même que c'est la famille qui a besoin d'aide et que le malade n'a pas véritablement de demande ou qu'il acquiesce pour ne pas contrarier ses proches.

Un engagement et une réflexion éthique sont indispensables pour éviter toute pratique abusive.

Le cadre réglementaire est important à connaître, car il permet à l'infirmière de respecter les droits de la personne aidée (partage d'informations en équipe par exemple) mais aussi de repérer si la relation d'aide engagée s'inscrit bien dans son champ de compétence, et d'en préciser les limites.

La continuité des soins relève dans la relation d'aide, d'un contrat moral qui fait que la personne aidée recevra la garantie de ne pas être abandonnée, que la relation se poursuivra (selon son souhait) pour lui permettre de trouver ses propres solutions au(x) problème(s) qui se pose(nt) à elle.

Le respect de cet engagement n'est pas toujours facile pour les infirmières lorsque la relation d'aide infirmière est peu reconnue et que d'autres impératifs sont considérés comme prioritaires dans les services de soins.

La continuité des soins impose de travailler tant avec la personne aidée qu'avec les autres professionnels de l'équipe. Parfois, lorsque la situation le nécessite, un passage de relais à une collègue ou à un autre professionnel de santé est indispensable (voir chapitre 8).

Des objectifs seront déterminés par la personne, une fois son (ou ses) pro blème(s) identifié(s), et ceux-ci seront clairement posés.

CAS CLINIQUE

L'épouse de Monsieur Jean est hospitalisée pour une brûlure du 2e degré au visage. Il confie à l'infirmière sa difficulté à entrer dans la chambre de son épouse et lui demande de l'aide. La relation d'aide qui s'instaure répond à l'objectif de monsieur Jean de pouvoir entrer dans la chambre de son épouse.
Parallèlement, l'infirmière accompagne madame Jean dans son cheminement en étant attentive à ses désirs.

•••

Une formulation réaliste et une souplesse dans l'atteinte des objectifs permettent de cheminer en s'adaptant au contexte.

•••

Après quelques entretiens, Monsieur Jean entre dans la chambre de son épouse de façon plus naturelle, il peut passer un long moment avec elle. Cependant, il poursuit les entretiens autour de la question d'amener ou non les enfants voir leur maman.

Parfois, les objectifs peuvent émerger dans une situation repérée comme difficile par la personne, mais non comprise.

CAS CLINIQUE

Madame Rose est hospitalisée en cardiologie.
Sa fille, Madame Roger, vient la voir; elle a du mal à entrer seule dans la chambre sans véritablement comprendre son malaise. Elle en fait part à l'infirmière qui lui propose un entretien. L'objectif de Madame Roger est de clarifier son malaise et de voir sa mère.
L'entretien permet à Madame Roger d'identifier les raisons des difficultés à entrer dans la chambre : elle met en lien son malaise avec leur histoire familiale difficile dont elle a besoin de parler. Ce temps avec l'infirmière lui permet d'évacuer sa colère et d'identifier la nécessité de parler avec sa mère au moment où elle sera prête à le faire.

La situation de madame Roger illustre l'importance de laisser la personne en demande d'aide cheminer pour définir sa difficulté réelle du moment et trouver ce dont elle a besoin pour résoudre son problème.
L'infirmière est garante du respect du contrat, cela relève de sa responsabilité.

Le contrat en résumé Recueil du consentement de la personne Respect de la confidentialité Engagement et implication de la personne Possibilité pour la personne aidée d'interrompre à tout moment la relation Intentionnalité clarifiée Respect du cheminement de la personne Respect de l'objectif de la personne quand il y en a un Assurance de non-abandon

DES CONDITIONS FAVORISANTES

La relation d'aide requiert des conditions spatiales autant que temporelles pour se dérouler au mieux.
Selon que la relation est spontanée ou formelle, les conditions spatiales et temporelles sont adaptées de façon différente et selon les possibilités.

LES CONDITIONS SPATIALES

Le lieu est aménagé pour privilégier l'intimité de la personne aidée et une atmosphère calme. Une pièce conviviale et l'assurance de ne pas être dérangé peuvent favoriser la relation.
Il est souhaitable que l'infirmière puisse s'asseoir pour être au même niveau que la personne aidée. Ceci dans le but d'être le mieux installée possible, d'être dans le même champ visuel, de réduire au mieux ce qui pourrait être ressenti comme une position dominant / dominé.
L'infirmière s'approche de la personne en respectant une distance adaptée à la situation.
Un obstacle (barrières de lit, bureau, table adaptable…) entre les interlocuteurs peut bloquer l'échange. Parfois cependant, s'installer de part et d'autre d'un bureau peut permettre de poser des limites et un cadre structurant.
Toutes les sources de bruit qui pourraient parasiter l'échange verbal seront réduites ou supprimées selon le cas (la radio, la télévision seront éteintes).
Lorsque ces conditions idéales ne peuvent être mises en place, lorsque le patient ne peut sortir d'une chambre qu'il partage, ou lorsqu'il est à domicile, il revient à l'infirmière de s'adapter : le voisin peut peut-être s'absenter quelque temps, l'infirmière peut s'installer dos à ce dernier pour montrer sa présence exclusive au patient au moment donné, etc.
L'important est de choisir un moment propice, de préserver au mieux l'intimité de la personne soignée.

LES CONDITIONS TEMPORELLES

Selon le contexte, un entretien d'aide peut durer de 15 à 45 minutes. Ce temps limité par l'infirmière permet de cadrer l'entretien. Au-delà de cette durée, l'attention de chacun est le plus souvent diminuée et l'entretien s'éloigne de son intérêt initial.

Dans la relation d'aide formelle, l'intervention de l'infirmière est planifiée, plusieurs entretiens peuvent être nécessaires.

L'infirmière précise sa disponibilité à la personne : le moment où elle passera la voir ou pourra la recevoir. La durée des entretiens et leur rythme sont déterminés ensemble, guidés par le besoin d'aide initial et réajustés à chaque entretien. L'infirmière s'engage dans la ponctualité et le respect des rendez-vous posés.

Une relation d'aide peut naître à l'occasion d'un soin. Celui-ci peut être un élément favorisant la libération de la parole.

Par exemple lors de soins d'entretien et de continuité de la vie, la personne peut manifester son désarroi : « *Je ne suis plus capable de rien* », « *Voyez à quoi je suis réduit* ». Dans ce premier temps de rencontre intime et ce moment de confiance qui s'instaure, l'infirmière ne peut occulter cette demande d'aide et y répond dans l'instant.

CAS CLINIQUE

Monsieur Bastien âgé, de 83 ans, était jusqu'ici autonome, mais suite à un accident vasculaire cérébral, il a des pertes d'équilibre qui ont engendré plusieurs chutes. Il n'est plus autonome pour les soins d'hygiène et accepte difficilement l'aide de l'infirmière. Lors de la première séance de soin, il évoque une situation de « dégradation » et pense « qu'il vaudrait mieux qu'il s'en aille ». L'infirmière libérale prend le temps d'écouter ses difficultés dans ce travail de perte. Elle valorise les gestes qu'il peut encore effectuer lui-même. Monsieur Bastien choisit d'avoir recours à un déambulateur qui au fil des jours lui redonne un peu de confiance et de goût pour la vie. Chaque séance de soins est l'occasion de poursuivre la relation d'aide ainsi engagée. Il évoque les événements de sa vie, reflets de son autonomie physique et verbalise que bien que celle-ci soit altérée, il a conservé son autonomie de pensée qui lui permet de « voyager ».

Dans le moment présent, la disponibilité de l'infirmière est tout aussi primordiale lors de soins techniques.

CAS CLINIQUE

L'infirmière rentre dans la chambre de Madame Viviane pour une surveillance clinique (pouls, pression artérielle...). Elle constate un pouls accéléré et une plainte relative à des nausées. Cherchant à comprendre ces

•••

•••

signes, l'infirmière lui demande si des événements particuliers se sont produits ce jour. Madame Viviane répond : « Vous comprenez j'ai eu un choc. Le docteur m'a dit qu'on allait me couper la jambe... ».
L'infirmière pose son tensiomètre, s'assoit près de madame Viviane et l'écoute... (disponibilité, conditions aidantes).

Plusieurs professionnels (médecin, psychologue...) aideront madame Viviane à cheminer autour de cette décision, chacun dans son champ de compétence, mais à cet instant précis l'infirmière ne peut se soustraire à cette demande d'aide implicite.

L'ENTRETIEN D'AIDE INFIRMIER

L'entretien est un échange, un ensemble de communication verbale et non verbale. Dans le cas de la relation d'aide infirmière, celle-ci utilise des façons de faire, des aptitudes, des attitudes selon les particularités de la personne et de la situation. L'entretien d'aide infirmier a des caractéristiques qui permettent de structurer l'échange, de l'optimiser et de le faire évoluer dans l'adaptation.

Ses objectifs

L'entretien d'aide s'insère dans le contexte des soins infirmiers, il vise à prendre soin de la personne, promouvoir sa santé, lui permettre de trouver des stratégies d'adaptation pour faire face à son ou ses problème(s).

Un processus qui se construit

L'infirmière s'adapte continuellement aux besoins et aux émotions de la personne. Elle part de ce que la personne donne à voir et lui dit. Son attention porte sur l'« ici et maintenant ».
Elle accompagne la personne sans être dans l'excès (le « trop »), sans être intrusive, ni bousculer son rythme, sans décider à sa place, l'entretien est non-directif.
Son attitude empathique, authentique et sa considération positive et sans jugement de valeur pour l'autre renvoient aux valeurs professionnelles détaillées dans le cadre conceptuel. Ceci lui permet de percevoir le fonctionnement de la personne avec les composantes émotionnelles et les significations qui s'y rattachent sans pour autant s'identifier à elle.
Parfois, le comportement de la personne peut être inhabituel voire déroutant pour l'infirmière (cris, agressivité, violence verbale, refus de soin, demandes allant à l'encontre des valeurs professionnelles...).

CAS CLINIQUE

Madame Éléonore vit en maison de retraite et elle est peu communicante. Elle s'exprime généralement de manière non verbale (gestes, mimiques). Depuis peu l'équipe repère des cris inhabituels fréquents qu'elle n'arrive pas à interpréter.

Ce comportement est déroutant pour les soignants qui se posent la question de la douleur, de la souffrance… Ils seront amenés à se questionner en équipe et partager leurs observations pour parvenir à comprendre la situation.
Quel que soit le comportement de la personne ayant besoin d'aide, accepter d'accueillir ce qui s'exprime ne veut pas dire pour l'infirmière approuver sans réserve.

CAS CLINIQUE

Madame Jacinthe, en phase terminale d'un cancer généralisé vient de refuser une transfusion sanguine. Ceci est en lien avec ses croyances. L'infirmière s'assoit près d'elle.
Ces derniers jours, Madame Jacinthe montrait beaucoup d'anxiété en constatant la diminution rapide de ses capacités à accomplir le moindre geste (se lever, se laver, manger…). Elle avait manifesté une angoisse importante lorsque le cancérologue lui avait proposé une nouvelle cure de chimiothérapie, n'arrivait pas à prendre une décision, demandait l'avis de chacun, ses enfants, les médecins, les soignants, revenait sur sa décision. Aujourd'hui, elle a les traits détendus et regarde l'infirmière sans détourner les yeux, voire elle recherche le regard de celle-ci.
Ayant repéré ce changement de comportement, l'infirmière lui dit : « Votre croyance vous interdit d'accepter une transfusion, je suis triste de savoir que quelque chose pourrait vous soulager et que vous le refusez, je respecte votre choix et reste à votre disposition si vous voulez en parler. »

Tout comme accepter l'autre ne se confond pas avec une attitude de laisser-faire.

CAS CLINIQUE

Madame Angélique a été opérée d'une hystérectomie totale il y a 2 jours. Elle est porteuse de deux drains de redons. Elle a des antécédents de troubles de la coagulation et le risque majeur est une hémorragie. Elle est en chambre seule.
L'infirmière entre dans la chambre de Madame Angélique avec l'intention d'effectuer les soins nécessaires. Madame Angélique fait sa valise et dit qu'elle part chez elle. L'infirmière lui explique que « ce n'est pas possible », « c'est trop tôt », qu'elle doit avoir une surveillance médicale.

•••

•••

Madame Angélique s'énerve, se met en colère. L'infirmière l'écoute, entend sa colère : « Y a-t-il une raison particulière qui vous pousse à partir ? ». « Non, j'en ai assez, je pars ». L'infirmière cherche des pistes : soucis familiaux ? inquiétudes ? Madame Angélique a 65 ans, elle vit seule dans un appartement. « Je m'ennuie, ici je n'ai rien à faire, je veux sortir contre avis médical, c'est mon droit ». Elle veut retrouver son espace familier et ses habitudes quotidiennes, elle étouffe. Malgré l'insistance de l'infirmière, elle persiste dans sa décision.
L'infirmière prend alors un ton ferme : « Madame Angélique, j'entends votre désir, mais vous avez été opérée il y a deux jours, vous avez besoin de soins, de surveillance. Vous avez été informée d'un risque d'hémorragie par le chirurgien. En sortant contre avis médical, vous mettez votre vie en danger (confrontation). « Personnellement je ne peux accepter cette idée » (expression de son propre ressenti).
Madame Angélique la regarde interrogative.
L'infirmière : « Acceptez-vous que l'on réfléchisse ensemble afin de voir comment vous pourriez vous sentir le mieux possible dans votre chambre ? »
Madame Angélique accepte.

Il est parfois nécessaire que l'infirmière se positionne, qu'elle se confronte à la personne et qu'elle exprime ses ressentis pour lui permettre de cheminer et de voir ce qu'elle vit sous un autre angle.

LES DIFFÉRENTES FACETTES DE LA COMMUNICATION

Toute relation fonde son existence sur la communication entre les personnes. Dans le cadre de la relation soignant-soigné, la relation d'aide exige des compétences relationnelles spécifiques et certaines aptitudes à communiquer. Toutes les personnes malades ne sont pas en mesure d'utiliser la communication verbale et l'infirmière devra s'adapter à la singularité de chaque situation par l'écoute et l'observation.
Elle pourra utiliser différents modes de communication pour s'adapter continuellement aux besoins exprimés par le patient : communication verbale et non verbale (regard, toucher, mouvement, postures, distances, etc.)

LES GESTES ET LES MIMIQUES

Les langages verbaux sont les signes les plus manifestes de la communication mais il ne faut pas oublier que les gestes, les mimiques ont été les premiers moyens de communication dans de nombreuses civilisations. L'infirmière sera donc attentive à la gestuelle du patient : une grimace répétitive en cours d'entretien pourra faire évoquer à l'infirmière la question d'une éventuelle douleur par exemple. Elle sera également attentive à sa propre attitude corporelle, à ses comportements, ses gestes, l'intonation de sa voix, qui sont autant de reflets de la disponibilité et du respect qu'elle a pour la personne. De la qualité de l'accueil dépendra l'évolution ultérieure de l'entretien.

CAS CLINIQUE

À la question banale d'un soignant qui en entrant le matin dans la chambre de madame Brune, lui dit : « Bonjour madame Brune, ça va? ». Celle-ci répond :« Oui, ça va ». Mais son menton tremble et ses yeux sont rougis. Le soignant s'assoit et observe madame Brune, cette attention permet à cette personne d'exprimer sa tristesse.

LE REGARD

Certaines personnes utilisent peu le langage verbal mais ont un regard extrêmement expressif, pouvant traduire leur lassitude et leur tristesse mais aussi leur questionnement…

Le contact visuel est important à établir. Montrer son intérêt, marquer son attention à la personne, c'est la regarder. La regarder, pas obligatoirement dans les yeux, mais dans la région faciale.

Lors d'un entretien, il s'agit de regarder l'autre, mais aussi d'être regardé par lui. C'est regarder l'expression des yeux, du visage, les mimiques.

CAS CLINIQUE

En fin d'entretien, une personne fait remarquer à l'infirmière : « Vous regardez toujours les gens comme ça dans les yeux? Je vous sens vraiment attentive à ce que je vous dis ».

Parfois il y a contradiction entre la parole et les sentiments exprimés par un regard, toutes choses auxquelles l'infirmière prendra soin d'être attentive. Le regard porté par le soignant sur la personne aidée est aussi un langage, il devra tenir compte de sa culture. Il peut être aidant ou au contraire un frein dans la relation.

« C'est notre regard qui enferme souvent les autres dans leurs plus étroites appartenances, et c'est notre regard aussi qui peut les libérer »[1].

L'attitude corporelle de l'aidant et de l'aidé accompagne le regard, la qualité de celui-ci. Le regard est invitation, mais il peut aussi être évitement.

Parfois, regarder sans cesse dans les yeux peut entraîner, voire augmenter une gêne, un malaise et il est à noter que dans certaines cultures, regarder dans les yeux est une impolitesse. L'infirmière en présence de la personne aidée ne doit pas oublier les croyances ou les habitudes socio-culturelles de celle-ci. Par exemple, au Japon, fermer les yeux peut être une marque d'attention, de respect.

1. Amin MAALOUF, *Les identités meurtrières*. Grasset « Coll. Essais Français », 1998.

Certaines cultures africaines et latino-américaines considèrent comme un manque de respect le fait de regarder dans les yeux un supérieur de façon prolongée.[1]

Pour les gitans d'Andalousie méridionale, une grande importance est accordée au regard. L'étranger a droit à un regard distant. Les femmes et les hommes se regardent dans les yeux. « Il faut que les gens me regardent, sinon je ne parle pas ». Les paroles d'un chant flamenco disent : « *Avec les yeux fais-moi signe, Parce qu'en certaines occasions, les yeux servent de langue* ».[2]

Parfois, le regard reste le seul moyen pour la personne de faire comprendre ses émotions, ses sentiments.

LES FORMULATIONS ET LE CHOIX DES MOTS

Le choix des mots utilisés est adapté à la personne aidée, à sa situation, à ce qu'elle vit, à sa culture, son environnement. L'infirmière parle doucement, distinctement pour la meilleure compréhension possible.

Elle est attentive aux silences et à ne pas amener la personne à dire des choses qu'elle n'a pas envie de partager. Les silences du patient sont des temps forts de réflexion pour ce dernier, ils lui permettent de repartir dans la relation et d'exprimer ses émotions.

L'infirmière peut utiliser la reformulation simple (« Vous m'avez dit que… », « Si j'ai bien compris… ») ou la reformulation synthèse (résumé). Celle-ci permet de s'assurer auprès de la personne aidée que le message a été entendu et bien compris. Ce résumé peut être utile au démarrage d'un nouvel entretien ou à sa conclusion.

Les questions sont pertinentes, en adéquation avec ce que dit la personne. Elles permettent de relancer l'entretien, d'aider la personne à préciser sa pensée, à clarifier ce qu'elle dit, à élucider, à explorer, à focaliser en l'invitant à préciser un aspect de son vécu, sans transformer l'entretien en interrogatoire. L'essentiel est que ces questions aident la personne à éclaircir son idée. L'enjeu n'étant pas pour l'infirmière de tout comprendre et de tout maîtriser, mais de permettre à la personne de clarifier son problème.

Les questions sont de préférence ouvertes pour inviter, encourager la personne à développer une idée sans l'influencer. L'infirmière peut cependant attirer l'attention de la personne sur un point qu'elle considère comme important : « Vous dites que… qu'en pensez-vous ? »

Non précise, ni orientée la question ouverte permet à la personne de s'exprimer librement sur le sujet ainsi que sur les émotions qui l'accompagnent : « Qu'est-ce qui vous arrive ? Comment vivez-vous cette situation ? Que vous a expliqué le médecin ? Qu'en avez-vous compris ? Qu'est-ce qui vous a amené à l'hôpital ? ».

Elle permet d'amorcer l'échange ou de relancer un entretien.

1. http://exportsource.ca/gol/exportasourca/site.nsf/fr/es03050.html
2. PASQUALINO C, *Quand les yeux servent de langue*. Revue Terrain, n° 30 – Le regard, mars 1998, mis en ligne le 21 juillet 2005, URL consulté le 12 décembre 2005, http://terrain.revues.org/document3293.html

Les questions peuvent être fermées. Elles doivent être utilisées à bon escient car elles demandent une réponse courte sans ouverture : « oui, non, peut-être, je ne sais pas… » Elles aident à se centrer sur un aspect particulier du problème et permettent une réponse rapide et ciblée : « Pensez-vous avoir besoin de… », « Avez-vous des problèmes de sommeil ? », « Avez-vous eu des visites aujourd'hui ? »…

LES ATTITUDES

Dans le dictionnaire, le mot attitude est défini comme « *une manière de tenir son corps, une conduite que l'on adopte en certaines circonstances déterminées* ».

On retrouve cette dernière idée dans la définition proposée par G. W. Allport (psychologue américain, 1897-1967), en psychologie sociale : *« L'attitude est un état mental, constitué par l'expérience, qui exerce une influence dynamique sur l'individu en le préparant à réagir d'une manière particulière à un certain nombre d'objets et de situations »*.

Ces attitudes vont s'exprimer à travers les discours énoncés, le ton de la voix, les gestes, postures, mimiques…

Elles sont issues de l'expérience. En tant que prédispositions à agir, elles déterminent, en partie, le comportement adopté, même si elles en sont une cause cachée, parfois inconsciente.

Dans les situations d'interrelation, d'interaction, elles sont le facteur à repérer. Toute intervention ayant pour objectif une action, un changement de comportement d'une personne nécessite de découvrir et de comprendre son système d'attitudes. Pour l'infirmière, repérer son propre système d'attitudes va l'aider à analyser sa relation à autrui et ainsi à progresser. Changer d'attitude n'est pas si facile, il ne s'agit pas d'adopter telle ou telle attitude, mais de prendre conscience de notre ou de nos attitudes au cours d'une relation et de réaliser que celles-ci influencent la réaction de notre interlocuteur.

Dans la typologie des six attitudes de base proposées par Porter (psychosociologue, 1950), cinq sont à éviter ou à retravailler. Elles sont décrites par différents auteurs sous « attitudes de Porter ». Elles ne sont ni bonnes ni mauvaises mais souvent retrouvées dans le cadre de la relation d'aide.

L'attitude de conseil ou de réponses/solutions consiste à proposer sa propre idée, un conseil, un avis : « Vous devriez faire comme cela », « Il faut que… », « À mon avis il serait préférable de… », « Moi aussi j'ai été… J'ai choisi de… ». La solution est le plus souvent inadaptée à la situation. Cette attitude ne responsabilise pas la personne. Elle bloque son cheminement dans la mobilisation de ses propres ressources, la recherche de ses propres solutions. Celle-ci peut s'en satisfaire mais peut se sentir éconduite, dépendante ou le vivre comme un ordre.

Le questionnement, l'investigation ou l'interview lors de l'entretien d'accueil de la personne, par exemple, peut être poussé à l'extrême et devenir indiscret. Il se transforme alors en interrogatoire, en enquête. La personne aidée peut le vivre comme de la curiosité, se sentir agressée, forcée à se dévoiler. Alors, elle peut avoir une attitude de défense (se fermer, être hostile ou agressive…)

L'attitude estimative ou l'évaluation consiste à poser une norme, à porter un jugement d'autrui par rapport à soi : « Ce n'est pas bien de... », « C'est interdit dans votre situation de... ». Elle peut être vécue comme un reproche, une mise en garde. En entretien d'aide, la personne n'attend pas une approbation : « Vous avez bien fait de faire comme cela ». L'évaluation peut induire un sentiment de culpabilité, engendrer une angoisse, une révolte et bloque la situation surtout si elle est négative.
Toute relation qui introduit un jugement moral ou un jugement de valeur sur ce que la personne fait, dit ou pense ne peut être considérée comme relation d'aide.

CAS CLINIQUE

Un patient hospitalisé, atteint du sida, reçoit la visite de son épouse et de son fils né il y a une semaine. Le patient présente son bébé à l'infirmière et lui demande s'il a eu tort ou raison d'avoir cet enfant.
L'absence de réponse de l'infirmière et un temps de silence ont permis au patient de parler de son cheminement quant à son désir d'enfant.
Un positionnement de l'infirmière face à cette question aurait mis le patient en situation de se justifier ou clos l'entretien.

L'interprétation cherche à donner du sens mais pour soi, ce qui n'est pas le plus souvent le sens que l'autre donne à la situation : « Vous... parce que... ». Elle peut parfois permettre de vérifier si l'on a bien compris. L'aidant suit son propre cheminement. La personne aidée peut se sentir incomprise, elle peut être influencée dans ses choix et revenir sur ses décisions plus tard... Même positive, l'interprétation crée une relation hiérarchique ou de soumission, où l'autre en sait plus que soi.
L'attitude qui vise à tout prix à rassurer la personne : « C'est normal à cet âge... », « Moi aussi j'ai eu... », « Vous n'êtes pas le seul à... », « Ce n'est pas grave... « Dans trois jours vous irez mieux... » peut éventuellement la soulager momentanément. Toutefois, elle peut avoir l'impression que l'aidant minimise son problème. Plus tard, elle se retrouve seule face à son problème. En relation d'aide, l'attitude la plus adaptée pour la personne aidée est celle de la compréhension. Elle correspond, selon Porter, à l'attitude empathique, à « refléter » ce que l'autre dit en utilisant principalement la reformulation.

L'APPROCHE CORPORELLE

L'infirmière par son observation peut percevoir la détresse, la souffrance ou l'anxiété de la personne sans que celle-ci ne l'exprime verbalement. Elle peut établir une relation qui passe par le corps. Certaines infirmières ont bénéficié de formations dans différentes approches corporelles telles que le toucher-massage, l'hydrothérapie, la relaxation... Ces différentes méthodes permettent un passage de la relation par le corps et pour certaines personnes peuvent être un moyen de rencontre différent. Cette approche singulière peut convenir à des personnes qui n'ont pas l'habitude de s'exprimer ou qui parfois ont du mal à percevoir leur corps à travers les épreuves physiques (modification de l'image corporelle : alopécie, amputation, douleur…) qu'elles traversent. Le passage par le corps peut être plus sécurisant, contenant, il permet parfois d'apaiser la souffrance, de diminuer la douleur. Il s'agit d'une autre façon d'être à l'écoute et attentif, une façon de sentir son corps. À travers le toucher-massage, la personne peut retrouver du confort et du « plaisir » dans ce corps meurtri, déformé qu'elle ne reconnaît plus. Moyen de laisser venir les émotions, parfois de les exprimer, c'est à la fois un dialogue corporel et verbal.

Dans certaines situations, il ne peut y avoir communication verbale : par exemple pour des personnes dans le coma, atteintes de certaines démences, de sclérose latérale amyotrophique, ou en fin de vie… Faut-il une communication verbale de l'aidé pour parler de relation d'aide?

Le toucher peut-il être le seul support de la relation d'aide?

CAS CLINIQUE

Un jeune homme d'une trentaine d'années atteint du sida, au stade terminal de sa maladie est hospitalisé dans le service des maladies infectieuses. L'infirmière qui travaille de nuit le connaît suite à plusieurs hospitalisations dans ce service. Cette nuit, il est mal, très dyspnéique, il sonne plusieurs fois, l'infirmière entre dans la chambre, un peu plus mal à l'aise chaque fois, augmente l'oxygène, propose d'appeler l'interne, il répond non de la tête. L'infirmière poursuit son tour, se sentant démunie, inutile envers ce monsieur. Il sonne à nouveau, l'infirmière entre, que faire? Elle pose sa main sur son front, il la regarde dans les yeux, elle lui demande si elle peut s'asseoir un moment à côté, il hoche la tête. Elle s'assoit et commence à masser ses jambes, ne dit pas un mot, le regarde. Les muscles se détendent, le patient ferme les yeux, la respiration reste très superficielle mais plus régulière. Il dort le reste de la nuit.

Tenter des mots par rapport aux attitudes de la personne quand elle ne peut pas s'exprimer verbalement : est-ce de la relation d'aide?

CAS CLINIQUE

Une jeune femme suivie pour un mélanome avec métastases cérébrales est hospitalisée en urgence dans un état comateux. Elle se réveille aphasique et tétraplégique. L'équipe est en souffrance car son regard exprime un grand désespoir, un appel. Que dire, que faire? L'infirmière qui prend soin d'elle ce matin, reprend simplement ce que le médecin lui a expliqué le matin. Elle massera cette personne en lui disant ce qui s'est passé, situation difficile… nomme ses enfants, son mari, lui dit qu'ils passeront cet après midi… qu'elle n'est pas seule… La personne pleure, l'infirmière reste un long moment, la masse, attend que son visage se détente un peu, qu'elle ne pleure plus. Ce temps d'échange aura duré une heure et demie.

Ces situations montrent la difficulté, face à des personnes vulnérables ne pouvant s'exprimer, de savoir comment leur venir en aide. L'infirmière par son expérience, son observation, sa perception, sa connaissance ou non de la personne ose certains gestes, certaines paroles.

CAS CLINIQUE

Madame Susanne vient d'être hospitalisée au centre anti-douleur. Elle présente un contexte dépressif, des douleurs chroniques lombosciatiques à droite et a un suivi psychiatrique.
Elle est divorcée, a un ami. Son fils et sa fille sont ses référents ; elle a de nombreux amis.
Madame Susanne relate un vécu familial pénible (relation avec son mari, décès d'un fils à la naissance, divorce, ami qui s'éloigne de plus en plus), des difficultés professionnelles (surcharge de travail). Elle est soutenue par l'équipe pluridisciplinaire qui lui apporte une aide psychologique.
Madame Susanne est très réceptive au toucher, un travail corporel axé sur la détente avec mobilisations douces est effectué par le masseur-kinésithérapeute ; des séances de relaxation sont pratiquées par la psychomotricienne. Face à son anxiété, à la demande de madame Suzanne, les infirmières associent au traitement ponctuel, à sa demande, une relation d'aide, un massage détente des mains, du visage, du dos.
Madame Susanne réagit très vite au contact, au toucher ; elle se calme, se détend, arrive à se poser et de ce fait peut verbaliser.
La nuit, ses angoisses ressurgissent. Malgré la prise d'un somnifère, elle est réveillée entre minuit et 2 heures du matin. Selon l'intensité de son angoisse, un toucher-massage du visage et des mains suffit parfois à la calmer et elle se rendort.

La présence et l'écoute ne suffisent pas toujours. Le toucher peut être souvent associé, chez la personne qui a besoin de proximité, d'un enveloppement affectif tactile et contenant.
L'expérience des infirmières dans ces différentes approches corporelles lorsqu'elles sont acceptées, témoigne d'un mieux-être des personnes malades. Toutefois ces approches nécessitent une attention particulière aux résistances que peuvent manifester les personnes. L'infirmière doit savoir respecter les résistances, les mécanismes de défense et se retirer si nécessaire.

LES MÉCANISMES DE DÉFENSE

Tout être humain met en place inconsciemment des mécanismes de défense dans différentes situations pour lutter contre l'angoisse ou supporter une situation difficile.
Lorsque la personne est confrontée à une maladie ou un problème de santé, elle utilise inconsciemment des mécanismes pour s'en défendre. Il en existe plusieurs, comme par exemple : le déni, la dénégation, la rationalisation, la

combativité, la régression, la projection agressive… Selon les auteurs ou les disciplines, ils sont développés différemment.

Le déni : la personne refuse la réalité. Elle ne peut pas être en demande de relation d'aide. L'infirmière reste disponible sans être intrusive.

La dénégation : la personne peut percevoir ou constater une réalité, elle ne peut pas voir les aspects insupportables de la situation, « *C'est une erreur de dossier* », « *C'est impossible, je n'ai jamais fumé* ».

La rationalisation : la personne cherche et trouve des raisons qui peuvent expliquer ce qui lui arrive. Elle connaît parfaitement sa maladie, son traitement (consulte Internet, des revues, le Vidal, les notices des médicaments…). Elle discute ses traitements, prend des notes sur ce qui est dit et fait, et cherche à rester dans le contrôle, la maîtrise de sa maladie.

La combativité : la personne utilise des évènements difficiles qui lui arrivent pour les transformer en actions positives souvent pour autrui. Par exemple, elle se met au service d'une association de malades, fait part publiquement de son témoignage ou encore elle dit préférer être malade elle-même plutôt qu'un proche « *qui n'aurait jamais pu le supporter* ».

La régression : elle correspond à des attitudes engendrant un retour à un mode de fonctionnement plus ancien (en demande de maternage…) à des formes antérieures du développement de la personne. Elles se traduisent par un besoin d'être « pris en charge ». Par exemple : la personne attend que l'autre décide à sa place, elle est en demande d'attention. Elle fait preuve de passivité, de repli sur soi (encore autonome elle demande à ce que quelqu'un lui fasse ses repas, sa toilette…).

La projection agressive : la maladie et la gravité du problème peuvent engendrer envers les proches une agressivité de la personne malade, les rendant responsables de tous ses maux.

Dans ces situations, les proches se sentent démunis et l'infirmière peut les aider à repérer ces mécanismes qu'ils prennent souvent au premier degré, alors que l'agressivité n'est pas dirigée contre eux mais contre la maladie.

Ces mécanismes de défense sont à respecter, ce sont des moyens dont la personne dispose pour faire face à ses difficultés, à son angoisse.

L'infirmière peut parfois avoir du mal à identifier les mécanismes de défense de la personne. Ceux-ci peuvent varier pour une même personne et en fonction de la situation. Lorsque l'infirmière a du mal à nommer et/ou définir un mécanisme de défense présenté par la personne, l'essentiel est qu'elle respecte ce qui est dit.

LE TRANSFERT ET LE CONTRE-TRANSFERT

Dans les situations d'entretien, le patient peut rejouer de manière inconsciente des situations passées « transférant » sur la personne de l'infirmière des sentiments positifs ou négatifs, selon les cas (une sœur gentille, une mère maternante, une tante désagréable…). De même, l'infirmière a des réactions inconscientes et répond au transfert du patient par un « contre-transfert ». « *Le transfert est un phénomène omniprésent dans toutes les relations, qu'elles soient sentimentales, amicales, professionnelles… Il s'agit d'un processus psychologique inconscient qui tend à reporter sur des personnes du présent, des émotions et des attitudes autrefois vécues avec d'autres »*[1].

Il est souhaitable que l'infirmière prenne conscience de ces phénomènes, des émotions et attitudes générées dans la relation avec la personne aidée. En les repérant, elle va se poser des questions sur les fonctionnements de la personne et sur ses propres fonctionnements : « Pourquoi suis-je émue en sa présence ? Pourquoi je me mets en colère ? » Elle peut également transférer des éléments de sa propre histoire sur la personne soignée. Le questionnement lui permet de mieux comprendre ce qui se passe, de mettre à distance ses émotions et de désamorcer certaines situations. En parler avec les autres membres de l'équipe facilite ce cheminement. La supervision par des pairs et l'analyse de la pratique peuvent, dans ces situations, être très aidantes.

Dans tous les cas, l'infirmière ne peut qu'identifier ces phénomènes, faire en sorte par la mise à distance de rester dans une relation professionnelle.

> L'entretien d'aide infirmier est un acte de soins, dont le résumé validé avec la personne est inscrit dans le dossier de soins (transmissions ciblées, diagnostics infirmiers, mots clés).

DES ÉTAPES STRUCTURÉES

La majorité des auteurs décrit trois étapes dans la relation d'aide (phase d'introduction, phase de collaboration et phase active), une quatrième est intéressante à développer : la fin de la relation d'aide ou conclusion.

LA PHASE INITIALE OU PHASE D'APPROCHE, D'INTRODUCTION

Cette phase permet d'identifier le besoin de la personne, de repérer ou d'éclaircir le problème.

Spontanée, au cours d'un soin, elle peut rester ponctuelle ayant permis à la personne de clarifier son problème ou ouvrir sur des entretiens planifiés et répétés.

Parfois, elle sera envisagée en équipe lorsque celle-ci sait qu'un diagnostic difficile va être annoncé à un patient avec ou sans son entourage. L'infirmière ayant participé à l'entretien d'annonce ou sachant que le diagnostic a été fait pourra évaluer les besoins de la personne et proposer un suivi relationnel.

Sa nécessité peut être repérée lors de l'entretien d'accueil du patient, lors de l'anamnèse. Son comportement, ses attitudes, ses émotions pourront être autant de repères pour proposer un suivi.

1. AKNIN N., SION M.A., JOURNIAC C., SCHABANEL H., *Soins infirmiers II - Démarches relationnelles et éducatives, initiation à la recherche*. In : Nouveaux cahiers de l'infirmière, p. 19. Masson, 1998.

Dans le cas d'une infirmière d'équipe mobile de soins palliatifs, cette phase est réalisée par le soignant de proximité. L'infirmière de l'équipe mobile de soins palliatifs reprécisera avec la personne, le besoin d'une relation d'aide. C'est une phase à ne pas « rater », elle peut se présenter de façon imprévue, au cours d'un soin, mais aussi à travers une réflexion « banale » de la personne, une attitude de défense ou de colère, de déni, de désintérêt...
Cette phase d'approche, plus ou moins longue, est un temps où la personne est amenée à communiquer, de façon impersonnelle, en s'en tenant à des détails extérieurs l'impliquant peu.
C'est une phase basée sur l'écoute et l'observation de la personne : celle-ci peut aborder différemment ce qu'elle vit par l'énoncé des faits (elle reprend l'histoire de ce qui lui arrive); elle peut évoquer comment elle vit la crise, parler de ses émotions, de ses sentiments...
Cette phase est un temps d'orientation pour permettre d'identifier et d'évaluer les besoins du patient.
Il est important de laisser le patient maître de l'engagement dans cette orientation, puis de recueillir son consentement. Il s'agit de lui faire reconnaître, par lui-même, un besoin d'aide. Le soignant l'encourage par son attitude d'ouverture, sa présence, sa disponibilité; sans chercher à créer, à faire naître ce besoin d'aide.

LA PHASE DE COLLABORATION ET D'APPROFONDISSEMENT

C'est le temps où la relation de confiance s'installe avec la personne aidée, l'infirmière l'aide dans l'élaboration des objectifs et du contrat.
Elle montre sa compréhension en utilisant les différentes techniques de communication adaptées à la personne. Elle l'aide à s'exprimer, identifie les sentiments, les émotions manifestés et évalue leur intensité. Elle repère les modes de communication de la personne (postures, regard, mots utilisés...)

LA PHASE ACTIVE

Dans cette phase d'exploration des possibilités, l'aidé s'implique personnellement. L'infirmière l'accompagne et évolue à son rythme. Elle cherche à aider la personne à développer ses facultés pour affronter les problèmes auxquels elle est confrontée, plutôt que de lui apporter des solutions. Elle permet à la personne d'être le principal juge et arbitre de ses solutions qui vont pouvoir émerger face à la crise vécue et les difficultés engendrées. L'infirmière met en exergue les ressources et capacités et favorise leur mise en œuvre.
« *Elle est un soutien pour la personne dans l'action lorsqu'elle a décidé d'agir en l'aidant à connaître et utiliser ses forces* »[1]. « *Elle est là pour donner le type d'information dont la personne a besoin pour faire ses choix dans une situation particulière* »[2].

---

1. TREMBLAY L., *La relation d'aide, développer des comportements pour mieux aider*, Chronique sociale de Lyon. Montréal, Éditions Saint-Martin, 2001.
2. CHALIFOUR J., *La relation d'aide en soins infirmiers, une perspective holistique, humaniste*. Paris, Éditions Lamarre, 1989.

L'infirmière peut être amenée à pointer une contradiction, source de problème, chez la personne. Cette attitude permet de mettre en évidence l'ambivalence, de faire préciser l'objet de la confrontation, de contrer les résistances, d'amener la personne à trouver des solutions, pour lui permettre d'avancer dans son cheminement.

« Je ne comprends pas..., en début d'entretien vous avez évoqué que... ».

Elle déclenche souvent une réaction chez la personne, l'infirmière doit faire preuve de prudence et d'habileté relationnelle.

La confrontation n'est utilisée que lorsque la personne aidée a commencé à prendre de l'assurance, à s'impliquer dans le(s) objectif(s) qu'elle a défini(s) avec l'infirmière, elle est inappropriée en phase initiale.

CAS CLINIQUE

Monsieur Jean est hospitalisé, il est suivi pour un cancer digestif. Pendant cette hospitalisation, suite à une perte d'appétit et une perte de poids, l'équipe lui a proposé une alimentation parentérale sur chambre implantable, son traitement de la douleur a été revu. Monsieur Jean demande à rentrer chez lui. Le retour à domicile s'organise avec lui, sa femme, l'équipe soignante hospitalière et l'équipe libérale. Deux jours avant sa sortie, il est noté que monsieur Jean est moins souriant, parle peu, participe de moins en moins aux soins, refuse l'aide du masseur-kinésithérapeute. L'infirmière qui a participé à l'élaboration du retour à domicile s'autorise ce matin à le renvoyer à son comportement et à son désir de rentrer à domicile : « Monsieur Jean, je vous trouve triste, vous ne souhaitez pas vous lever, ni participer aux soins, le retour à domicile reste-t-il votre projet? », « Je ne sais plus », « Qu'est ce qui vous préoccupe? Voulez-vous m'en parler? », « J'ai peur de me montrer comme ça devant les enfants... » L'infirmière poursuit l'entretien avec lui.

L'infirmière permet à monsieur Jean de se confronter à son désir de rentrer à domicile et à son comportement qui montre le contraire. Elle le fait car elle est en relation de confiance avec lui et elle peut lui offrir une disponibilité et une écoute après cette confrontation.

LA FIN DE LA RELATION D'AIDE

Il s'agit de clore et de finir cette relation d'aide. Le contrat de non-abandon peut être rappelé à ce moment-là.

Il s'agit de laisser à la personne l'initiative de l'action à venir.

L'infirmière s'assure de la compréhension et de l'approbation de la personne en ce qui concerne les actions qui vont être entreprises ou poursuivies. Dans certaines situations de fin de vie, c'est le mieux-être de la personne (diminution de l'anxiété, de la souffrance...) qui permet de clore cette relation d'aide.

L'infirmière a la responsabilité de résumer le contenu du ou des entretiens.

LES LIMITES

Dans cette relation, la personne aidée peut rencontrer des limites dont l'origine pourra être liée à des facteurs externes, à l'infirmière, ou encore à la personne elle-même.

DES LIMITES CONTEXTUELLES

Dans la relation d'aide, l'infirmière est attentive à la qualité de son écoute et de sa présence à autrui, elle tient compte des contraintes ou des contradictions qui s'exercent sur le terrain. Parmi celles-ci en exercice libéral par exemple, le paiement à l'acte et la notion de temps peuvent constituer des freins. En institution, la diminution de la durée moyenne de séjour, l'augmentation de la charge de travail, le manque de reconnaissance, le manque d'espace intime (lieu d'accueil pour les familles, chambre à deux lits...) constituent également des limites.

DES LIMITES LIÉES À L'INFIRMIÈRE

L'établissement d'une relation de qualité est en lien étroit pour chaque soignant avec la conscience de ses propres limites.
Prendre soin de l'autre, c'est aussi prendre soin de soi pour ne pas s'épuiser et éviter que les rôles ne s'inversent, que l'aidé devienne aidant.

Le manque d'engagement

L'implication, l'engagement de l'infirmière sont nécessaires pour entrer en relation, avoir envie de rencontrer l'autre. Quelquefois, pour différentes raisons, l'infirmière n'y parvient pas, il est intéressant pour elle de chercher à savoir pourquoi.
– Un trop plein d'investissement relationnel : l'infirmière est sollicitée par plusieurs personnes en souffrance sur des problématiques complexes et elle ne peut pas accorder sa disponibilité comme elle le souhaiterait.
– Un suivi difficile et éprouvant peut faire que l'infirmière ne souhaite pas s'investir tout de suite dans une nouvelle relation d'aide après la fin d'un accompagnement. Il est judicieux de parler de ces situations difficiles qui peuvent laisser des traces, « Qu'est ce qui me fait si mal ? », « Pourquoi je me sens insatisfaite dans cette relation ? ».
– L'infirmière peut tout simplement aussi avoir besoin d'un temps pour passer d'une relation d'aide à une autre.
Quelle que soit la difficulté, il est important d'en parler en équipe pour organiser au mieux ces demandes d'aide, voir quel relais est possible.

Le « trop » d'engagement

Certaines infirmières ont parfois des difficultés à trouver la « juste limite » entre ce qui relève de leur rôle professionnel et de leur vie privée. Dans un rôle de « sauveur », elles sont surinvesties dans la relation au risque de s'épuiser et ont du mal à passer le relais à un autre professionnel lorsque cela est nécessaire.

Le manque de formation ou d'expériences

L'infirmière peut être maladroite, parler trop, ne pas respecter les silences, être tentée de donner des conseils, vouloir à tout prix trouver une réponse... Le fait de s'interroger sur sa façon d'être en relation, permet à l'infirmière de progresser, d'être plus tranquille, tout en sachant qu'il n'y a pas de relation d'aide idéale, ni une façon d'être que l'infirmière aurait trouvé une fois pour toute. C'est ce qui fait la richesse de ce soin.
L'infirmière parce qu'elle débute ou change de service peut se sentir démunie ou déstabilisée par des demandes auxquelles elle n'a pas l'habitude d'être confrontée. Elle peut en référer à une collègue plus ancienne qui peut l'aider dans cette situation. Les habiletés à la relation d'aide sont transférables dans les différents lieux d'exercice et une oreille « neuve » peut être intéressante. L'infirmière doit se sentir suffisamment en sécurité pour lâcher prise sur l'idée de tout savoir.
L'infirmière peut parfois, face à une personne en souffrance vouloir à tout prix l'aider. Savoir être présent sans intervenir est parfois difficile, mais certaines personnes ne demandent pas l'aide de l'infirmière parce qu'elles ont d'autres ressources ou parce qu'elles ne souhaitent pas être aidées.

Un trop plein de formations

Parfois, trop de conseils ou de formations peuvent dans un premier temps déstabiliser l'infirmière qui n'a pas encore intégré et cheminé avec ces nouvelles données. Elle peut être trop centrée sur ce qu'il faut faire ou dire, ce qui ne la met pas en position d'écoute. Un temps d'appropriation peut être nécessaire.

Un paradoxe

La relation d'aide sous-tend la liberté, l'autonomie, le respect de la personne. L'infirmière peut se trouver en difficulté devant des impératifs de fonctionnement : par exemple, dans un service de gériatrie où il est décidé de mettre des protections aux personnes car il n'y a pas assez de personnel pour les amener à temps aux toilettes. Comment l'infirmière peut-elle, dans ces conditions, proposer une relation d'aide s'appuyant, sur l'autonomie de la personne dans la recherche de ses propres solutions ?

Des limites liées à son histoire personnelle

L'histoire d'autrui peut la renvoyer à sa propre histoire. Les paroles de la personne font résonance et le risque pour l'infirmière est d'être troublée par ses propres émotions et donc d'être moins attentive à celles de la personne aidée. Si l'infirmière en est consciente, elle sera attentive à différencier les siennes de celles de la personne aidée. Parfois, elle peut ne pas percevoir cette résonance, l'équipe peut l'aider à identifier ses difficultés, et lui proposer d'en parler, d'être écoutée à son tour.

Des limites liées au présent

L'infirmière vit elle-même une situation difficile : aider quelqu'un quand on est soi-même dans le doute, le questionnement, la tristesse, la colère... ne semble pas le plus adapté. Elle ne peut pas entendre l'autre, il paraît judicieux de passer le relais.
L'histoire de la personne peut aussi bouleverser l'infirmière parce qu'elle touche aux limites (du moment) de ce que l'infirmière peut entendre. Là aussi, s'interroger sur ce qui dérange, s'ouvrir à la réflexion permet de grandir un peu à chaque rencontre.
Tout le long de sa carrière l'infirmière se confronte à ses limites, s'interroge sur son écoute, sa façon d'être... Il est donc indispensable qu'elle puisse parler de ce soin relationnel. L'infirmière peut si elle le souhaite, entreprendre un travail personnel, mais il paraît indispensable qu'un temps soit reconnu et posé en équipe pour travailler, réfléchir sur ces situations difficiles, analyser les pratiques pour éviter l'épuisement professionnel et permettre d'optimiser au mieux le « prendre soin ».

Liens entre relation d'aide et syndrome d'épuisement professionnel

Le syndrome d'épuisement professionnel ou *burn out* est fréquent chez les professionnels de santé. La répétition de la confrontation à la souffrance, renvoie à ses propres souffrances.
La relation d'aide implique un engagement du soignant. Elle peut réveiller des peurs, « Suis-je capable d'aider ces personnes ? », mettre en doute des croyances. Les demandes se répètent sans arrêt, la sensation de ne pas être à la hauteur, de laisser la personne dans sa souffrance sans la soulager, peut être déstabilisante.
L'épuisement peut être lié à un manque de sens dans le travail effectué, à un sentiment d'insatisfaction, à un écart trop important entre les valeurs professionnelles et la réalité du terrain.

Que faire pour éviter cet épuisement, qu'est-ce qui peut aider l'infirmière ?
Sur un plan général l'infirmière doit apprendre à prendre soin d'elle, c'est-à-dire repérer ce qui dans sa vie de tous les jours est ressourçant, ce qui lui est bénéfique et favoriser ces moments-là.
Sur le plan professionnel, elle doit également être à l'écoute d'elle-même et repérer ce qui dans telle situation l'a aidée ou non.
Les échanges informels avec un autre professionnel présent au moment où l'infirmière sort de la chambre sont très importants, accorder quelques minutes d'attention au soignant qui a besoin de parler permet à celui-ci une mise au point intéressante car les échanges avec le patient viennent de se passer.

Partager au moment de la relève les difficultés du soin relationnel : que transmettre par écrit, quel diagnostic infirmier poser, quel suivi ? Par qui ? Partager à plusieurs avec le cadre de santé ou avec une infirmière plus expérimentée et formée permet de prendre du recul par rapport à la situation et de progresser dans sa profession.
Avoir des temps d'échanges en équipe pour parler de ses difficultés, dire ses émotions, s'interroger sur le sens des soins paraît indispensable. Comment les organiser ? Groupe d'analyse de pratiques, supervision, groupe de parole… Faut-il les conseiller ou les rendre obligatoires ? Qui y participe ? Qui anime ces groupes ? Il ne peut y avoir une seule réponse tant les exercices de travail sont différents : milieu hospitalier, libéral, scolaire, médecine du travail… et les besoins différents. Il est important d'avoir un espace reconnu à cet effet, de se l'approprier, de le faire vivre, de le modifier, c'est une implication de chaque soignant.
La formation est aussi une ressource, elle permet l'ouverture, la réflexion, la remise en question, le partage…

Des limites liées à la personne aidée

Dans la bibliographie explorée, la relation d'aide s'adresse à des personnes malades, soignées, aidées, à des personnes âgées, cependant ce sont les mots « patient » et « client » qui sont les plus fréquemment utilisés pour nommer la personne aidée.

La relation d'aide sera centrée sur le sens que donne le patient à ce qu'il vit.

– Dans les situations d'entretien la personne se réfère parfois de manière inconsciente à des situations passées « transférant » sur la personne de l'infirmière des sentiments positifs ou négatifs selon la situation. Dans les deux cas, ces sentiments peuvent constituer une limite : dans le premier par exemple, l'infirmière pourra être investie d'un rôle qui ne sera pas le sien; dans le second, la relation de confiance pourra être mise en difficulté.

– La personne aidée peut aussi avoir une demande à propos d'un diagnostic médical à laquelle l'infirmière ne pourra répondre en ces termes.

– Elle peut attendre que l'aidant lui apporte des réponses, les trouve pour elle, empêchant son propre phénomène de croissance pour sortir de la « crise » dans laquelle elle se trouve.

– Elle peut aussi attendre l'aide comme un dû ou un « droit à… » sans s'impliquer dans la relation, ni mobiliser ses propres ressources.

– Dans certaines situations, le besoin d'aide est évalué, mais la personne ne souhaite pas exprimer ce qui se passe pour elle. L'aidant pourra le repérer, par exemple, à travers des silences inappropriés, le regard fuyant, un changement de sujet… L'infirmière respecte le souhait de cette personne, elle ne peut aider quelqu'un malgré lui, sans risquer d'être dans un « acharnement relationnel ». Elle reste simplement disponible.

– La personne aidée peut être totalement passive, peut résister à l'entretien, faire preuve de non coopération. Il est important dans ce cas de revalider avec

elle si elle souhaite poursuivre l'entretien à ce moment-là, ou de revoir ce qu'elle attend de cette relation d'aide et d'en repositionner le cadre si cela s'avère nécessaire. Toutefois une situation de passivité peut être totalement modifiée lors de l'entretien suivant.
– La personne peut aussi se positionner en victime et attendre que l'aidant la prenne en main complètement. Elle peut aussi être dans la plainte sans parvenir à en sortir.
– Lorsque la personne aidée a une dynamique de réflexion affaiblie ou insuffisante (notion de « vie fragile » : fatigue, grand handicap, personnes qui ne peuvent communiquer ou atteintes de démence/Alzheimer...), la difficulté réside alors dans le fait de trouver un espace de partage possible.

Chacun chemine à son rythme, chacun avec son histoire, à un moment donné les chemins se croisent et une rencontre est possible ou non. Les limites de l'un ou de l'autre parfois empêchent ou au contraire favorisent cette relation. La personne choisit ou non cette aide, choisit la personne qui peut l'aider. À l'infirmière revient la responsabilité de travailler, se questionner sur ses doutes, sa façon d'être ou non en relation avec cette personne.

ILLUSTRATIONS DE LA RELATION D'AIDE EN SOINS INFIRMIERS

La relation d'aide infirmière est un soin à part entière, elle est exercée par toute infirmière quel que soit son domaine d'exercice (hospitalier, domicile, scolaire, entreprises...). Son expérience et la prise de conscience de sa pratique rendent l'infirmière plus habile. Cependant, il n'y a pas de relation d'aide « idéale » mais une relation d'aide qui se vit dans l'instant, au quotidien, avec ce qu'est la personne aidée et ce qu'est l'infirmière.

UNE RELATION D'AIDE INFIRMIÈRE EN ÉQUIPE MOBILE DE SOINS PALLIATIFS

CAS CLINIQUE

Madame Xavière, 43 ans, est hospitalisée en gynécologie pour bilan d'extension d'un cancer ovarien, diagnostiqué il y a 4 ans.
Ce bilan fait suite à une scintigraphie montrant des images d'hyperfixation osseuse. Il existe d'autre part des métastases hépatiques.
Madame Xavière se plaint de douleurs dorsales.
Elle présente un abdomen tendu.
L'équipe soignante la décrit comme très anxieuse. La patiente a vu l'équipe médicale qui lui a annoncé un diagnostic de rechute. Un nouveau traitement de chimiothérapie va être instauré.

•••

•••

Ces cures hebdomadaires se feront en ambulatoire, en hôpital de jour.
L'équipe mobile de soins palliatifs a été sollicitée il y a 48 h pour prise en charge de la douleur. Un traitement antalgique adapté a été mis en place.
L'infirmière de l'équipe mobile revient voir madame Xavière ce jour, pour évaluer la douleur et l'état de confort.
L'équipe soignante est préoccupée car, depuis deux jours, madame Xavière reste couchée et semble indifférente à toutes propositions de soins.
Il est 10 h 30, madame Xavière est allongée, en chemise d'hôpital, son plateau de petit-déjeuner est intact.
- Bonjour madame, comme convenu je viens évaluer avec vous si le traitement contre la douleur est efficace.
L'infirmière s'assoit sur une chaise près du lit.

•••

Phase introductive, d'approche, installation d'un cadre indiquant l'écoute, l'entrée en relation.

•••

La patiente est non douloureuse ce jour, de nouvelles explications sont données sur le traitement et l'intérêt de la prise régulière en respectant les horaires.
Puis :
– Vous êtes allongée dans votre lit et vous n'avez pas déjeuné. Les soignants me disent que depuis quelques jours vous semblez triste et ils ne savent pas comment vous aider. Souhaitez-vous que nous en parlions ensemble?
– Oui, peut-être (larmes dans les yeux).

•••

Phase d'approfondissement et d'identification des besoins de la personne. Phase du contrat explicite. Le consentement de l'aidé est clairement recherché.

•••

– Je sais que ces derniers jours ont été difficiles. Qu'est-ce que vous ressentez?
– Je suis fatiguée.
– Vous avez mal dormi?
– Oui, non, je suis tellement fatiguée.
– L'équipe soignante m'a en effet signalé que vous êtes restée couchée ces trois derniers jours.
– Oui, je n'en peux plus (larmes).
Silence, regard attentif, possibilité de toucher la main en signe d'empathie.

•••

•••

– Je vous propose par cet entretien que nous voyons ensemble comment il est possible de vous aider.
Il s'agit de clarifier l'objectif.
– C'est tellement dur…
– J'observe en effet que vous pleurez, qu'est-ce qui est si dur?
– Je dois recommencer la chimio. Je ne le supporterai pas.

•••

Reformulation des émotions perçues.
L'infirmière sait que l'annonce de la récidive a été expliquée il y a quelques jours.
L'important pour l'aidant est d'écouter les émotions et pas l'histoire en elle-même. Ce qui semble insupportable pour l'aidée c'est de reprendre le traitement. Il ne s'agit pas d'interpréter.

•••

– Vous ne supportez pas ce traitement.
– Je vais à nouveau perdre mes cheveux
– Oui, c'est une situation difficile.
– Il y a 4 ans, cela m'a tellement fatiguée (le ton de la voix et le regard évoquent la tristesse et le découragement voire l'inquiétude).
– Oui, c'est vrai que c'est un traitement qui entraîne de la fatigue et puis il y a l'inquiétude que j'observe dans le ton de votre voix et dans votre regard.

•••

Reformulation et perche pour permettre à l'aidée d'aller plus loin si elle le souhaite.

•••

– Je ne sais pas si cela vaut le coup de faire ce traitement. Est-ce que je vais guérir? Silence.
L'infirmière respecte le silence, cela permet à la personne d'entendre ce qu'elle vient d'exprimer.
– Je sais bien que non, mais je ne peux pas rester sans rien faire…
Silence, elle poursuit :
– Je ne veux pas mourir, je suis trop jeune.
Elle pleure.
L'infirmière se rapproche, peut lui prendre la main ou la toucher au niveau des épaules ou simplement rester près d'elle pour lui signifier qu'elle n'est pas seule.

•••

•••

Quelques instants après l'infirmière reprend :
– J'entends votre questionnement par rapport à l'efficacité du traitement et j'entends votre désarroi face à cette incertitude. Qu'est-ce qui pourrait vous aider?
Madame Xavière ne répond pas tout de suite, elle se relève dans le lit et puis calmement reprend :
– Je souhaiterais revoir le médecin, j'ai des questions au sujet du traitement : la durée, les effets secondaires, l'efficacité espérée.

•••

Phase active, la personne s'implique, cherche des solutions.

•••

– Je peux transmettre votre demande à l'équipe, souhaitez-vous le rencontrer seule, aujourd'hui ou plus tard?
Importance de reformuler la demande.
– Seule et le plus rapidement possible.
– Je transmets votre demande, souhaitez-vous que nous nous rencontrions à nouveau pour poursuivre cet entretien une fois que vous aurez les réponses à vos questions?
– Oui, je veux bien.
– Je vous reverrai dans deux jours en début d'après-midi.
– À bientôt merci.

•••

L'infirmière demande à la patiente si elle souhaite continuer cette relation d'aide et elle en fixe le cadre, c'est la phase de conclusion de l'entretien.
L'infirmière transmet oralement à sa collègue la demande de madame Xavière qui lui répond que le médecin fait la contre visite ce soir et qu'il passera la voir. Elle l'informera de son inquiétude avant qu'il n'entre dans sa chambre.
Elle laisse ensuite les transmissions écrites :
Diagnostic infirmier : anxiété.
Données
La patiente se dit fatiguée, pleure à plusieurs reprises pendant l'entretien, s'inquiète par rapport à cette nouvelle chimiothérapie, redoute les effets secondaires, s'interroge sur l'efficacité, sur le sens du traitement. Elle souhaite revoir le médecin, seule et rapidement.
Actions
Demander au médecin de la rencontrer.
Poursuivre la relation d'aide (je repasse dans 2 jours).
Résultat
En fin d'entretien, patiente assise dans son lit, plus tonique.

•••

Deux jours après, l'infirmière de l'équipe mobile se présente dans le service. L'infirmière du secteur lui dit que madame Xavière a parlé au médecin, elle ne sait pas ce qui a été dit mais elle la trouve plus dynamique et souriante même si elle reste tendue.

– Bonjour, comme convenu je viens m'entretenir un moment avec vous, si vous le souhaitez.

Toujours s'assurer de la demande de la personne.

– Je vous remercie, asseyez-vous.

L'infirmière s'installe face à la patiente qui elle-même est assise au fauteuil.

– Je suis contente de vous voir assise au fauteuil, habillée, maquillée, comment vous sentez-vous?

– Je vais mieux, j'ai rencontré le médecin, il a pu m'informer sur le traitement, il devrait commencer dès la semaine prochaine, il se fait sur une journée à l'hôpital de jour. Je ne perdrai pas mes cheveux, par contre je risque d'avoir des nausées et d'être fatiguée.

Elle regarde l'infirmière dans les yeux, qui l'encourage du regard.

– Pour l'efficacité il n'a pas pu me répondre, il m'a dit qu'il pouvait y avoir des rémissions très longues... Je ne guérirai pas.

Elle pleure en regardant l'infirmière, qui continue à la regarder avec bienveillance.

– J'ai 3 enfants dont un de 8 ans, je suis divorcée et ils voient très peu leur père. Depuis quelques temps je ne pense qu'à eux, que leur dire, que prévoir?

– Que savent-ils de votre maladie?

– Les deux grands sont au courant depuis quatre ans, mais je ne leur ai pas annoncé la rechute : mon fils travaille et habite seul, ma fille passe son bac et je ne voudrais pas l'inquiéter, le plus jeune je ne sais pas ce qu'il a compris, je n'en ai pas reparlé depuis l'opération il y a quatre ans.

– Comment vous êtes vous organisée le temps de cette hospitalisation?

- Ma sœur est venue s'installer à la maison et je leur ai dit que je rentrais à l'hôpital pour des examens. J'ai informé ma sœur mais je n'ai rien dit aux enfants, je ne pouvais pas par téléphone. L'aîné doit passer ce soir, les deux plus jeunes doivent venir demain. Ma sœur me dit qu'ils posent beaucoup de questions, qu'ils sont inquiets, de toute façon il faudra bien que je réponde à leurs questions. Je vais contacter leur père pour qu'il se rapproche d'eux et si ce n'est pas possible je trouverai une autre solution.

L'infirmière a très peu relancé la conversation; deux questions ouvertes ont suffi pour que la patiente s'exprime et trouve ses propres solutions en pouvant parler de ses inquiétudes à haute voix.

– J'entends vos inquiétudes mais je note aussi que vous avez des ressources. Je sais que vous rentrez après-demain à votre domicile, si vous le souhaitez nous pouvons nous rencontrer lors de vos hospitalisations de jour.

– Je vous remercie, ces deux entretiens m'ont permis d'y voir plus clair, si j'ai besoin je vous appellerai à ma prochaine hospitalisation.

Transmissions de l'infirmière : anxiété.

Données

Patiente plus tonique, assise au fauteuil, m'informe sur le traitement, l'organisation, les effets secondaires, dit « Je ne guérirais pas » mais a l'espoir d'une rémission. Son inquiétude est plus centrée sur ses enfants « Que leur dire ? »

Action

Écoute et reformulation.

Résultats

Trouve ses propres solutions, fait des projets, sait qu'elle peut appeler pour poursuivre les entretiens.

LE TÉMOIGNAGE D'UNE INFIRMIÈRE EN ENTREPRISE

Le contexte et les personnes concernées

L'infirmière de l'établissement reçoit des personnes salariées dans l'entreprise. Ces dernières années elle est de plus en plus sollicitée pour des personnes en souffrance, suite à des problèmes d'ordre professionnel, social ou affectif. Celles-ci sont reçues dans un espace neutre et sont écoutées, reconnues. Elles demandent de l'aide, n'arrivant plus à faire face seules à leurs difficultés.

Le plus souvent, elles se sentent plus à l'aise avec l'infirmière qu'avec le médecin pour exposer leurs difficultés avec « leurs propres termes » et mettre en mots leur souffrance. Leur demande d'aide n'est pas parasitée par une demande de prescription médicamenteuse et/ou un arrêt de travail.

Cette relation peut être demandée soit par la personne, un médecin de soin ou du travail, un collègue de travail ou un supérieur hiérarchique.

Qui est concerné ? Toute personne :

- en difficulté d'ordre professionnel, personnel ou social ;
- en demande d'aide, en urgence ou non ;
- victime d'une agression dans sa vie professionnelle ou personnelle ;
- en souffrance suite à un conflit avec sa hiérarchie ;
- en difficulté, amené par un tiers et qui est dans le déni de ses conflits ;
- en demande d'un suivi dans une démarche de sevrage : alcool, tabac, drogues ;
- qui « craque » ou menace de passer à l'acte sur son lieu de travail ;
- qui à l'occasion d'une visite en médecine de soin ou du travail met en avant des difficultés ou une souffrance ;
- mécontente de l'attente ou des prestations du service médical ;
- qui n'arrive pas à se confier au médecin et à mettre en mots une demande.

L'infirmière les reçoit avec l'accord du médecin de soin ou du travail ou des spécialistes : psychiatres, professionnels de la consultation d'hygiène alimentaire…

Les objectifs et les conditions de réalisation de l'entretien

En lien avec les textes qui régissent sa profession, l'infirmière a pour objectifs de :
– protéger, maintenir, restaurer et promouvoir la santé mentale des agents en vue de favoriser leur maintien, leur insertion ou réinsertion dans leur cadre de vie familial, social et professionnel;
– participer à la prévention, à l'évaluation et au soulagement de la détresse psychique.

Elle reçoit les personnes dans un bureau ou une salle (avec deux chaises) et la durée moyenne d'un entretien (qui reste confidentiel) est de 45 minutes.
L'entretien a lieu face à face et mobilise certaines habiletés professionnelles : l'empathie, la neutralité bienveillante, la congruence, la considération inconditionnelle, c'est-à-dire la nécessité de se rendre disponible physiquement, mentalement et de s'accorder du temps pour la relation d'aide.
Plusieurs contextes peuvent se présenter.

– Si la demande se fait en urgence (l'urgence relative d'une situation étant comprise comme reflétant un danger grave et immédiat pour la santé psychologique) : il y a alors nécessité de déléguer rapidement à sa collègue la consultation et le téléphone.
Si la consultation est sur rendez-vous : celui-ci est fixé les jours où l'infirmière est en binôme ou pendant la consultation de soins car le médecin peut alors poursuivre seul, le temps pour l'infirmière de la relation d'aide.
– Lors de la visite annuelle en médecine du travail ou de soin, lorsque la personne commence à parler d'elle et de ses difficultés, il est nécessaire de ne pas l'interrompre, de ne pas reporter le premier entretien qui est souvent primordial pour la mise en confiance. L'infirmière choisit donc de fermer la porte et de débrancher quelques minutes le téléphone pour ne pas couper la libération de la parole. La personne comprend ainsi que l'infirmière se met à son entière disposition et qu'elle devient le centre d'intérêt unique dans cet espace.
– Il peut y avoir déplacement sur le poste de travail d'un salarié en cas de crise de pleurs ou d'angoisse sur le lieu de travail : un protocole d'urgence peut être mis en œuvre, avec appel du médecin si l'état du patient le nécessite, avant son rapatriement vers le cabinet médical.
– En cas de conflit dans les locaux du personnel médical, l'infirmière se rend immédiatement disponible pour soutenir ou prendre le relais d'une collègue en difficulté et désamorcer la colère de la personne.

Une procédure différente selon les cas

Une seule relation d'aide, voire deux, peut être sollicitée par une personne lorsque celle-ci demande de l'aide dans la résolution d'un problème ou dans la gestion de ses priorités, si elle n'arrive plus à faire face seule. L'infirmière utilise les techniques de soutien (observation, compréhension, confrontation, interprétation, clarification, résumé) dans cet (ou ces) entretien(s).
Parfois, l'infirmière est appelée par un responsable hiérarchique ou un collègue de travail, sur place et en urgence, pour une détresse psychologique sur le lieu

de travail. Sur place, seule avec la personne, l'infirmière prend en compte et reconnaît la souffrance de celle-ci. Au cours de ce soutien peut émaner une demande pour amener la personne à sortir de la situation d'urgence parfois conflictuelle et l'amener à une orientation qui lui convienne.

Lorsque les difficultés de l'aidé sont multiples et entraînent une souffrance telle que l'équilibre psychologique est rompu, plusieurs entretiens sont nécessaires avec un suivi à moyen terme pour l'accompagner dans la « compréhension de soi » et dans une démarche autonome de changement qui lui permettront de se libérer et de retrouver la santé mentale.

Les différentes phases de la relation d'aide

Une phase de soutien (alliance – confiance)

Quelques séances sont nécessaires avant la phase d'action et précèdent les changements de croyances et d'attitude (compréhension de soi) qui eux-mêmes précèdent l'action.

La coopération fructueuse de la relation entre la personne aidée et l'infirmière va permettre :

– d'augmenter la confiance et la sécurité de la personne

– de diminuer son état de tension, ses appréhensions et son anxiété.

Ceci peut l'amener à modifier sa façon de conceptualiser ses difficultés et finalement sa façon d'agir en affrontant ses peurs, en prenant des risques et en travaillant sur sa gêne dans ses relations interpersonnelles.

Une phase de pré-intention

Elle est nécessaire si la personne ne perçoit pas l'origine de ses problèmes ou en attribue la responsabilité à quelqu'un d'autre.

Les objectifs fixés avec elle, en fonction de son cheminement, peuvent être les suivants :

– l'amener à une phase d'intention visant le développement de la prise de conscience; le patient peut admettre avoir des difficultés et désirer changer mais ne pas savoir comment, ou avoir peur du changement;

– transformer la démarche en demande afin de responsabiliser la personne qui ne se contentera pas de remettre entre les mains de l'infirmière son devenir. Il s'agit de l'inciter à se responsabiliser par rapport à elle-même, ses projets de vie et ses rapports aux autres;

– passer de la phase de pré-intention à la phase d'action : la personne prend peu à peu conscience de son problème et se l'approprie. Elle commence à percevoir certains de ses comportements et attitudes qui ne l'aident pas à sortir de cette crise. Plus le patient prend conscience de ce qui se passe en lui et de la nature de ses difficultés, plus il est libre de se remettre en cause sur le plan cognitif et affectif;

– permettre une « réévaluation » affective et cognitive de ses valeurs personnelles : lesquelles choisira-t-il de conserver, changer, ou abandonner?

– modifier certaines croyances qu'elle entretient vis-à-vis d'elle-même et du monde qui l'entoure;

– l'aider à percevoir les avantages et les inconvénients à long terme des possibilités qui s'offrent à elle, à se fixer des buts et des priorités pour élaborer un plan d'action.

Cette phase de pré-intention nécessite plusieurs entretiens car la phase d'action ne peut commencer que lorsque la personne est tout à fait à l'aise, en confiance dans la relation et en capacité de comprendre et de faire face.

Une phase d'action

L'infirmière aide la personne à agir dans le sens de la libération de soi, à affirmer sa confiance et sa capacité à changer : sentiment d'efficacité personnelle et habileté à accomplir des tâches spécifiques, à adopter des comportements nouveaux.

Ses propres efforts jouent un rôle critique dans la réussite face à des situations difficiles.

Dans la relation d'aide la personne s'engage dans une demande autonome de changement qui l'aide à identifier les erreurs qu'elle peut commettre dans ses tentatives à modifier son comportement ou son environnement.

La personne aidée nécessite soutien et compréhension pendant cette phase de changement particulièrement difficile qui entraîne de nombreuses occasions d'expérimenter les contraintes, la responsabilité, la culpabilité, l'échec, le rejet et les limites de sa liberté personnelle.

Il est important qu'elle sache qu'au moins une personne se soucie d'elle; l'infirmière est là pour l'aider et lui permettre de soulager un peu son angoisse face au risque de changer certaines habitudes ou éléments de sa vie.

Lorsque l'infirmière pense que c'est nécessaire, elle prend contact avec le médecin traitant ou le spécialiste en accord avec la personne pour faire le point et permettre au médecin de réajuster le traitement si besoin.

Les personnes aidées qui ont un problème de dépendance avec l'alcool ou d'autres toxiques ont en général une très mauvaise estime d'elles-mêmes. Lors des entretiens autour du sevrage, l'infirmière travaille sur leur relation au produit (souvent le produit permet de diminuer l'anxiété et de compenser une estime de soi défaillante par une sensation de plaisir destructeur), sur le regard des autres, pour les aider à se retrouver, à reprendre confiance en elles et à mettre en avant les aspects positifs de l'arrêt de la consommation du produit. L'infirmière les aide à trouver et mettre en place d'autres moyens non destructeurs pour faire face à leur angoisse, à réfléchir sur leur histoire personnelle, afin de rester autonomes et actrices de leur vie et retrouver une meilleure estime d'elles-mêmes.

Lors de dépressions, l'infirmière cherche avec des encouragements multiples et la fixation de tâches ponctuelles pratiques, à valoriser la personne pour lui redonner confiance progressivement et lui réapprendre à se sociabiliser et à reprendre le cours d'une existence plus normale et plus harmonieuse. Les personnes dépressives nécessitent un suivi à moyen terme avec un soutien permanent jusqu'à ce qu'elles aient repris leur autonomie et le goût de vivre.

Des aptitudes de bases sont nécessaires

La compréhension empathique du patient : l'infirmière écoute et accueille le point de vue et les émotions de la personne dans l'instant présent, elle tente de lui faire éprouver cette compréhension. L'infirmière cherche à s'immerger dans le monde de l'autre pour rentrer en résonance avec les messages parlés et non dits tout en restant consciente de ses propres sentiments, images, fantasmes et associations. Elle essaie de percevoir ce que la personne ne peut tolérer de l'existence tout en restant elle-même.

La considération inconditionnelle : l'infirmière adopte une attitude chaleureuse positive et réceptive envers ce que vit intérieurement la personne. Elle accepte ce que vit la personne, dans l'entretien, elle reste dans une écoute positive sans réserve ni jugement.

La congruence : l'infirmière reste telle qu'elle est face à la personne, sans masque ni façade, et exprime ouvertement les sentiments et attitudes dont elle s'imprègne pendant l'entretien.

L'infirmière cherche à renforcer l'estime de soi de la personne. Elle reste attentive à la pression exercée par les rôles réciproques que le patient peut lui assigner.

Les outils de communication

Les attitudes d'attention et de présence sont diverses : contact visuel, distances, gestes, expression faciale, posture d'implication traduisant la disponibilité, contact physique dans certains cas lorsque les émotions submergent la personne et qu'elle ne peut mettre en mot sa souffrance (par exemple poignée de mains, accolade).

La relance permet à l'aidé de se sentir libre de parler de lui, dans une ambiance non coercitive. L'infirmière adopte des questions ouvertes qui sollicitent plus d'informations tout en reconnaissant en même temps le droit du patient à ne pas répondre. Le silence attentif permet l'existence de moments de silence, réponse la plus adaptée à la révélation des tentatives de réprimer les émotions; le silence invite le patient à se découvrir.

Le reflet permet de répéter à la personne ses pensées ou sentiments avec des mots différents ou d'une manière qui communique une réelle compréhension en soulignant la signification profonde qu'il tente d'exprimer. Le reflet est un moyen verbal de communiquer l'empathie, un miroir qui permet de confirmer ou d'invalider l'impression qu'il donne. Le reflet permet de mettre l'accent sur les faits, les pensées et les conclusions du patient, de lever le sentiment de confusion et de répéter certaines pensées ou comportements importants. Par le reflet des significations, l'infirmière reformule l'impact personnel d'un évènement décrit par le patient. Le reflet des émotions permet la prise de conscience et/ou la libération des émotions de la personne qui peut les raccorder à des comportements ou des significations.

Le résumé consiste à souligner les thèmes qui ont été abordés pendant la séance, à récapituler le contenu, les sentiments exprimés et les significations.

Les relances et reflets par des paraphrases, les encouragements minimaux, les reflets des sentiments et significations, le résumé permettent l'approfondissement de l'expression de la personne aidée.

Qualité et traçabilité de la relation d'aide infirmière

L'infirmière enregistre chaque entretien en relation d'aide sur le registre propre d'activité infirmière et rédige un rapport d'activité annuel.
Elle ouvre un dossier infirmier pour chaque personne de l'entreprise suivie régulièrement, et note son ressenti pendant l'entretien, les difficultés rencontrées, et les tâches ou objectifs fixés entre deux entretiens. Elle travaille régulièrement sur le suivi de chaque personne dans la compréhension de sa situation.
En cas de difficulté pour l'infirmière concernant le suivi d'une personne, elle peut rencontrer des psychiatres qui l'aident dans la compréhension de cette situation.
L'infirmière participe à un groupe de supervision de cas cliniques en dehors de l'entreprise, où chaque cas est présenté anonymement.

UNE RELATION D'AIDE INFIRMIÈRE EN MILIEU SCOLAIRE

CAS CLINIQUE

Inquiète des absences d'un jeune de 17 ans que l'infirmière connaît pour ses visites fréquentes à l'infirmerie, ainsi que par les excuses fantaisistes de ses reprises de cours (toujours justifiées par sa mère), elle décide de téléphoner chez lui.
C'est Loïc qui répond, il articule mal, semble se réveiller. Il dit que sa mère lui a donné des somnifères car il fait de nombreux cauchemars. L'infirmière lui demande si ces cauchemars sont fréquents et là une phrase jaillit « *J'ai été violé et battu* ». Après un silence, elle lui demande s'il ne souhaite pas venir la rejoindre à l'infirmerie.
Trente minutes plus tard, il est assis devant elle, sans qu'elle le questionne, il lui raconte son agression qui date de sept ans auparavant, elle le laisse dire, le regarde, l'autorise à poursuivre par un hochement de tête. Loïc lui dit que ses parents sont au courant, mais n'ont pas porté plainte, il pense qu'ils n'ont pas confiance dans sa parole. Depuis, Loïc a des cauchemars, dort mal, n'arrive plus à fixer son attention en cours, n'a plus de copains. Tous les deux réfléchissent à ce qu'il souhaite : il veut que ça se sache, que le violeur soit puni, pouvoir reprendre ce sujet avec ses parents. L'infirmière lui propose de le revoir pour réfléchir à comment l'aider selon ses demandes.
Le lendemain, il revient après les cours comme prévu, il reformule ses demandes. Elle lui dit qu'elle ne pourra pas l'aider toute seule, que s'il l'autorise il pourrait se faire aider par l'assistante sociale et le psychologue. Il hésite, pose des questions : vont-ils le croire, qu'est ce qu'ils vont

•••

•••

penser de lui? Il poursuit, «*De toute façon à un moment donné tout le monde va être au courant*». Il doute : «*Est-ce que c'est ça que je veux?*». Aidant et aidé se séparent ce jour-là sur ces interrogations, l'infirmière ajoute «*Je ne ferai rien sans ton consentement, nous pouvons prendre le temps de la réflexion, souhaites-tu revenir lundi?*»
Il revient. Il continue à questionner... à se questionner, avant toute décision il a besoin de reparler à ses parents, il a besoin de connaître leur position. Quand et comment le faire? Il prépare son entretien, dit ce qu'il va leur dire, se met en colère, il leur en veut..., ne pas le croire..., faire comme si ça n'avait pas existé..., hurle, pleure... «*Pourquoi ils ne m'ont pas cru?*». Le lendemain, il sourit et dit : «*Ça y est, j'ai parlé à mes parents : ils regrettent, nous avons pleuré, ils ne savent pas ce qui leur est arrivé... maintenant ils vont m'aider, nous allons faire les démarches ensemble*». Il accepte de rencontrer les autres membres de l'équipe. Le suivi se poursuivra en équipe avec ses parents, et en fonction de ses demandes avec l'assistante sociale, le médecin, le psychologue.

Ces situations montrent combien la relation d'aide n'est pas une «recette» mais qu'elle se construit entre la personne aidée et l'infirmière, dans l'instant et au fur et à mesure des entretiens.

Les résultats attendus de la relation d'aide en soins infirmiers

Selon S.Baudrand, « *la dynamique d'une telle démarche sert à la fois l'intérêt du soignant et du patient. Si bon nombre de conceptions de soins reposent sur la dynamique du changement chez le patient, il semble aussi nécessaire de l'envisager du point de vue des soignants* »[1].
La relation d'aide peut apporter une évolution, un changement, un mieux-être à la personne aidée. Parfois le mieux-être est à peine perceptible sur le moment, particulièrement chez une personne angoissée parce qu'il peut être perçu par la personne aidée et pas par l'infirmière.

BÉNÉFICES ET CONSÉQUENCES POUR LA PERSONNE OU LE GROUPE AIDÉ

La personne aidée peut selon ses besoins bénéficier d'une relation d'aide. Il ne faut pas oublier que cette dernière est bien souvent un maillon d'un groupe, d'une famille.
Un problème de santé touchant un membre de la famille a des répercussions sur l'ensemble du fonctionnement familial, voire parfois sur son entourage, ses proches.
Les parents, les proches disent parfois qu'ils s'occupent de la personne malade, qu'ils viennent la voir régulièrement par affection, par fidélité mais parfois par nécessité, par devoir. Entendre leurs difficultés, leur offrir un temps d'écoute, un espace de paroles pour les aider à « affronter » la maladie, la crise qui touche l'un des leurs relève aussi du rôle de l'infirmière qui en les aidant, aide aussi la personne soignée.
Si l'infirmière rencontre, dans la majorité des situations, la personne malade ou la famille indépendamment dans une relation d'aide, elle peut être amenée à voir le patient et ses proches en même temps, parfois à la demande de l'un ou l'autre, parfois suite à un entretien d'aide l'amenant à favoriser une telle rencontre.
Son rôle dans cette rencontre est bien souvent, de permettre la circulation de la parole, d'être un médiateur.

1. BAUDRAND S, *A propos de la relation d'aide,* Objectif soins, N°19-1994/01, pp.41-44

CAS CLINIQUE

Madame Hortense avant son hospitalisation vivait avec une de ses filles à domicile. Son autre fille passait régulièrement. Elle ne pouvait envisager de par son activité professionnelle et ses obligations familiales de prendre le relais même ponctuellement pour offrir des temps de répit à sa sœur. La demande réitérée de madame Hortense est de rentrer à domicile. « Ma fille est là tous les jours. »
Les filles ont de leur côté, demandé un placement en long séjour pour leur mère. Bien que l'état de santé de madame Hortense exige une présence permanente à domicile, elle souhaite rentrer à la maison.
L'infirmière propose à madame Hortense et à ses filles une rencontre commune pour aborder cette question.
L'infirmière ce jour, introduit simplement l'échange : « Votre maman aimerait vous faire part de son désir pour l'avenir mais ne sait pas comment vous en parler, ni ce que vous en pensez ».
Au cours de l'entretien, la maman exprime son désir de retour à domicile, ses filles lui font part de leurs réserves…
Régulièrement, durant l'entretien, les unes et les autres prennent l'infirmière à témoin qui sans amener de réponse renvoie la question « Qu'en pensez-vous ? ».

À la fin de l'entretien, les deux sœurs prennent contact avec l'assistante sociale pour envisager avec leur maman ce projet de retour à domicile dans les meilleures conditions possibles.
Ce projet n'a pu se réaliser car l'état de santé de madame Hortense s'est dégradé très rapidement, mais elle a pu parler de ce qui lui tenait à cœur avec ses filles ; elles ont entendu sa demande.
Une telle situation a permis à chacune de prendre part à la dynamique familiale, d'échanger, de parler en confiance sans non-dits…
Le fait d'avoir remis en lien les membres de la famille a permis aux filles de se sentir inclues dans les projets concernant leur maman, de se sentir entendues dans leurs propres difficultés, leur a offert le sentiment d'avoir fait tout ce qu'elles pouvaient jusqu'au dernier moment.
Tout ce qui est fait pour la famille ou le groupe aidé rejaillit sur la personne et inversement.
« Le soignant se sent avant tout au service du malade, la famille bien souvent semble faire écran, elle est rarement idéale, trop proche ou trop désinvestie, posant de mauvaises questions ou soulevant de faux problèmes. Accepter le malade comme une personne signifie d'abord l'accepter avec et dans son entourage. Trouver une solution équilibrée entre famille, malade et soignants, sans exclusion, ni projection, est alors une nécessité. »[1]

1. MARIN Isabelle, médecin EMSP, hôpital Delafontaine, Saint-Denis.

La relation d'aide infirmière en tant que soin est thérapeutique dans le sens où elle permet à la personne aidée (et/ou au groupe aidé) :

– d'être reconnue en tant que sujet quel que soit son état de santé, la nature de la crise qu'elle traverse; de devenir partenaire dans les soins, les choix à faire;

– d'oser prendre la parole sur ce qui lui arrive; de se découvrir à l'autre par ses mots, ses attitudes et ses comportements et de se sentir accueillie et acceptée en tant que personne unique et singulière;

– de se sentir écoutée et d'être entendue; de devenir sujet de la situation vécue; de se sentir en confiance;

– de se sentir soutenue, d'être accompagnée dans la crise qu'elle traverse; d'identifier son besoin en vue d'un changement, mais aussi de décider si elle veut ou non changer (autonomie de choix);

Selon la situation, le rythme de la personne aidée (et/ou du groupe aidé), la relation d'aide infirmière peut permettre à la personne :

– de prendre le temps de réfléchir sur elle-même;

– de se connaître, se comprendre, se découvrir; de nommer et d'exprimer ses émotions : colère, peur, désespoir, inquiétudes, désirs...; de se sentir libre d'orienter ses choix, d'exister pour et par elle-même;

– de faire un lien entre ses émotions et la situation; de comprendre comment elles perturbent sa qualité de vie au quotidien : *« je suis triste parce que... »;*

– de repérer certains mécanismes de défense, ses attitudes et comportements...

– de trouver des ressources qu'elle ne soupçonnait pas, de les mobiliser et de les exploiter de manière adéquate : « *Je ne m'en croyais pas capable* »;

– de se questionner, de rechercher du sens à ce qui lui arrive; de clarifier son vécu immédiat : « *Pourquoi ça m'arrive à moi ?* », « *Pourquoi moi ?* »;

– de trouver ses propres solutions, des personnes ressources et d'accepter leur aide qu'elle soit transitoire ou à long terme;

– de retrouver confiance en elle; d'assumer ses décisions : la personne se positionne, fait des choix, des projets;

– d'être capable d'en parler aux personnes impliquées dans la situation (famille, proches, amis);

CAS CLINIQUE

À 13 heures, ce jour-là les copines de Patricia arrivent à l'infirmerie du lycée en la soutenant. Elle est ivre. Entre deux vomissements, en pleurant, elle lance à l'infirmière qu'elle est enceinte. Elle s'endort. À son réveil, l'infirmière demande à Patricia si elle souhaite reprendre la conversation, elle ne se souvient pas. « Je crois avoir compris que tu étais enceinte mais j'ai pu mal entendre? ». « Je suis enceinte de 5 mois, je ne l'ai pas dit à mes parents. Je ne peux pas... Je ne peux plus rentrer chez moi... » Elle pleure, l'infirmière s'approche un peu plus près, la prend par les épaules.

•••

•••

« Qu'est-ce qu'ils vont me dire, ils ne voudront plus de moi ? », « Comment faire ? Aidez-moi ». « Que souhaites-tu vraiment ? ». « J'aimerais tant qu'ils le sachent... ».
« Que penses-tu d'appeler ta mère et de lui en parler, ici ? », « Je ne sais pas », « Tu peux y réfléchir et nous en reparlons demain ». Le lendemain, Patricia demande à l'infirmière d'appeler sa mère, et de rester pendant qu'elle lui annonce la nouvelle.

– de diminuer son anxiété en mobilisant son énergie sur la recherche de sens, les ressources... ;
– de se reconstruire dans sa dimension globale dont parfois elle s'est éloignée, par la rencontre de multiples spécialistes, le passage dans différents services ; de retrouver un certain équilibre de santé sur le plan physique, psychologique mais aussi social et spirituel ;
– de vivre un changement dans sa façon d'appréhender la maladie, le handicap, mais aussi dans sa vie de tous les jours ;
– de se réinvestir dans des groupes ;

CAS CLINIQUE

Lors d'un conseil de classe, les professeurs s'inquiètent de la chute des notes de Vincent et s'interrogent sur son changement d'attitude.
Dans la journée, l'infirmière s'arrange pour croiser Vincent. Tous deux s'assoient sur un banc au fond de la cour, parlent de tout et de rien. L'infirmière glisse dans la conversation : « Je suis inquiète pour toi, tu me sembles fatigué, tes résultats sont moins bons cette fin de trimestre ». Elle reste quelques instants avec lui et l'informe de sa disponibilité. Le lendemain, le surlendemain, il vient lui dire « Bonjour ». À la fin de la semaine, il parle de cannabis, de ses peurs, sa solitude... L'infirmière l'écoute. Il ne sait pas comment faire tout seul, elle lui propose de le mettre en relation avec le centre médico-psycho-pédagogique. Il y commence un travail. Il continue à venir la voir. Tous deux ont instauré un climat de confiance avec ses parents. Le soutien a duré toute l'année scolaire, sa santé s'est améliorée, les notes sont remontées. Il s'est inscrit à une activité sportive qui lui tient à cœur.

– de trouver et mettre en place des éléments le faisant passer d'un état de spectateur de sa propre vie (dépendance) à un état d'acteur (autonomie).

Selon M. Nuss, « *... s'il y a prise en charge du handicap, le sujet est ignoré ou du moins réduit à ses besoins primaires et à ses inaptitudes. L'accompagnement, au contraire, prend en compte l'individu comme une entité responsable et autonome qui a besoin certes de voir ses déficiences physiques, sensorielles et/ou mentales être compensées, mais qui intègre avant tout ses aptitudes et ses désirs. Accompagner un être dépendant, c'est aller à la rencontre de l'autre à travers soi et de soi à travers l'autre. S'engager dans cette* *voie compatissante et humaniste demande de la disponibilité, de l'attention, de la réactivité, de l'adaptabilité, de l'ouverture d'esprit et de la tolérance. L'accompagnement ne consiste ni à subir, ni à imposer, mais à partager...* »[1]

BÉNÉFICES ET CONSÉQUENCES POUR L'INFIRMIÈRE

RÉFLEXIONS PERSONNELLES/VALEURS PERSONNELLES

La rencontre avec des personnes singulières permet à l'infirmière de s'interroger, d'être confrontée à des problématiques nouvelles ou du moins qu'elle n'avait pas vraiment approfondies. Elle réfléchit, s'enrichit, s'ouvre à ces nouvelles expériences, non dans le seul but d'amener des réponses ou des solutions, mais pour connaître comment cela la touche, la fait réagir. Par exemple une infirmière qui change d'orientation, qui arrive dans un service où se pratique l'interruption volontaire de grossesse, est amenée à réfléchir autour de cette problématique pour pouvoir être disponible dans l'écoute et le soutien de la personne qu'elle rencontre dans cette situation.

À travers les différentes rencontres, l'infirmière en tant que personne apprend sur elle-même, se connaît un peu plus. La relation d'aide est source de croissance. La confrontation à la souffrance, au handicap, à la maladie, à la mort interroge et permet de cheminer. Le constat d'adaptation de ce que peut l'humain est encourageant et rassurant.

RÉFLEXIONS PROFESSIONNELLES

La relation d'aide ouvre à une réflexion sur les soins infirmiers, le travail d'équipe, un engagement, un positionnement.

Une fois que la relation est établie, que la personne est identifiée comme sujet et acteur, elle conserve cette position pour tous les soins. La relation d'aide infirmière permet une qualité des soins, une réflexion sur le sens des soins. Les gestes des soignants lors des soins de la continuité de la vie, des mobilisations, des pansements ne s'inscrivent plus dans la routine, mais deviennent personnalisés.

La richesse de ce soin est qu'il ne peut pas être « protocolisé », il laisse toute sa part d'initiatives à l'infirmière.

C'est la personne qui guide, l'infirmière la suit dans son cheminement et découvre dans chaque situation une part d'imprévu.

L'infirmière échappe à la routine, la relation se construit à deux, au fur et à mesure des paroles échangées et comporte un côté créatif, attractif.

La relation d'aide permet un échange plus équilibré, où il n'y a pas de pouvoir de l'un sur l'autre. Le professionnel n'est pas celui qui sait ce qui est bon

1. NUSS M., *La présence à l'autre, accompagner les personnes en situation de dépendance.* Dunod, « Coll. Action sociale », 2005.

pour l'autre. Il s'agit d'une relation duelle entre adultes où chacun a sa part de responsabilité.

La personne se confie, l'infirmière est valorisée de cette confiance, digne dans le sens de reconnaissance en tant que sujet/acteur dans la réflexion, dans son champ d'autonomie. Ils sont responsables l'un l'autre de cette relation.

L'infirmière est confortée sur sa propre capacité relationnelle, mais reste humble dans sa position de tiers extérieur.

Elle participe au développement d'une philosophie du prendre soin.

La relation d'aide permet de développer un travail d'équipe, l'infirmière est reconnue dans sa pratique relationnelle.

BÉNÉFICES POUR L'ÉQUIPE DE SOINS, L'INSTITUTION, LA SANTÉ PUBLIQUE

La relation d'aide, en ce qu'elle contient d'attention et d'écoute portées à autrui, va induire généralement une « plus value » pour l'équipe de soins, un retentissement positif sur le service (voire l'institution). Elle peut également avoir des effets bénéfiques en terme de prévention s'inscrivant en cela dans un objectif de santé publique.

BÉNÉFICES POUR L'ÉQUIPE DE SOINS

Prendre en compte la relation d'aide au sein d'une équipe de soins, c'est souvent apprendre à travailler ensemble autrement, en introduisant davantage d'écoute de la personne soignée, mais aussi de respect du travail d'autrui, quelle que soit sa fonction dans l'équipe. Si la relation d'aide permet le cheminement, la croissance de la personne aidée, sa pratique reconnue dans un service permet à l'équipe de « grandir » ensemble dans une communication souvent plus authentique au sein de l'équipe. Elle permet des échanges autour des valeurs, des limites de chacun, du rôle et de la place des différents professionnels. Elle invite à parler de ses émotions, à apprendre à les reconnaître. La pratique de la relation d'aide au sein d'une équipe se conçoit difficilement en terme de projet individuel, mais bien en tant que projet d'équipe et suppose pour être bénéfique à l'équipe (et au patient), l'instauration d'une confiance mutuelle et le soutien des soignants impliqués. La pratique de la relation d'aide n'est pas anodine, elle engage chaque soignant à ce titre mais aussi en tant que personne qui accepte de dévoiler un peu d'elle-même. Identifier des bénéfices pour et par l'équipe suppose que celle-ci ait construit un projet de service où l'utilité de cette relation d'aide soit reconnue.

Le témoignage des personnes malades, et de leur famille renvoie souvent vers l'ensemble de l'équipe la qualité de l'écoute (même s'ils n'ont pas rencontré l'intégralité de cette équipe) et valorise l'équipe dans son souci d'humanité.

BÉNÉFICES POUR L'INSTITUTION

Lorsqu'ils sont interrogés sur la qualité des prestations fournies dans un service, les malades (et leurs proches) évoquent les réponses techniques mais aussi la qualité relationnelle dont ils ont ou non bénéficié. Pour les malades, l'institution hospitalière représente souvent un cadre inhospitalier associé à des ruptures sociales, familiales, à des pertes, des deuils. La relation d'aide pourra les aider à supporter ces difficultés, ces souffrances et ainsi rendre plus humaine l'institution.

La relation d'aide demande du temps mais peut en faire gagner : une personne qui se sent écoutée, comprise, participe davantage, elle est moins dans la plainte et l'appel à tout instant. Le travail d'équipe s'en trouve amélioré.

BÉNÉFICES EN TERMES DE SANTÉ PUBLIQUE

Dans le système de santé actuel, l'idée de démocratie sanitaire renvoie à l'implication des usagers et des malades comme acteurs de leur propre santé. Sur un mode personnalisé, la relation d'aide renvoie à un paradigme du même ordre, confiant à la personne aidée le soin de faire émerger ses propres ressources. *« Le traiter comme un sujet, comme un être présent »* nous dit E. Mounier *« c'est reconnaître que je ne peux le définir, le classer, qu'il est inépuisable, gonflé d'espoirs, et qu'il dispose seul de ces espoirs; c'est lui faire crédit. »*[1]. La relation d'aide introduit un questionnement sur l'implication de la personne par rapport à sa propre santé.

Du côté des professionnels de santé, la relation d'aide s'inscrit dans le champ du soin, mais aussi de la prévention. Dans des situations de deuil par exemple, la relation d'aide peut prévenir des deuils pathologiques. En ce sens, elle peut être génératrice d'économies de système en évitant de générer parfois des hospitalisations ou d'en prolonger d'autres.

1. MOUNIER E., *Le Personnalisme*. PUF, 1982, p. 41.

Relation d'aide et interdisciplinarité

S'inscrivant dans le contexte de la relation soignant-soigné, tout autant que dans le champ de l'aide et du soutien social, la relation d'aide concerne de nombreux professionnels. Prendre soin de la personne malade fait ainsi appel à un travail d'équipe interdisciplinaire qui favorise un questionnement partagé dans les situations difficiles, et un moindre isolement tant dans la réflexion que dans l'action de chaque membre de l'équipe, ceci au bénéfice de la personne soignée. C'est dans le développement de ces pratiques d'interactions professionnelles qu'un projet de soins personnalisé pourra réellement se construire avec elle.
La reconnaissance des identités respectives, des compétences spécifiques des différents membres qui composent cette équipe (en co-élaboration de projets communs dans un espace de négociation) devrait être fondatrice de l'interdisciplinarité.
Dans cette interdisciplinarité, chacun est soumis à la pression des autres professionnels notamment au niveau des zones d'interactions, ce qui peut être le cas dans la relation d'aide qui n'est pas l'exclusivité de l'un ou l'autre professionnel.
C'est pour cela que des formations communes sont nécessaires et importantes où chacun pourra dire qui il est, pour que son rôle soit mieux reconnu, et pour permettre de promouvoir la complémentarité au sein de l'équipe.
Afin d'illustrer la relation d'aide de différents membres de l'équipe interdisciplinaire en soins palliatifs, des assistantes sociales, un médecin et des psychologues ont accepté de partager leurs réflexions, qui sont le reflet de positions singulières parmi d'autres. Celles-ci ne sont pas exhaustives et bien d'autres professionnels du soin (masseur-kinésithérapeute, ergothérapeute...) ou de l'aide à la personne (auxiliaire de vie sociale...) auraient pu les compléter.

LA RÉFLEXION DES ASSISTANTES SOCIALES

« Au bout de tout savoir et de tout accroissement de notre savoir, il n'y a pas un point final, mais un point d'interrogation. » (Herman Hesse)
Ces quelques pages visent à mettre en lumière ce qui, de la place spécifique d'assistantes de service social en équipe mobile de soins palliatifs (voir aussi annexe 2) pourrait aider au positionnement de tout travailleur social en relation avec des personnes en grande souffrance. Personnes en détresse qui, souvent, ne pensent pas à solliciter de l'aide, ou se sont découragées...
Elles sont aussi l'expression de notre gratitude aux personnes malades et à leurs proches pour leur confiance, eux qui nous apprennent à mieux les aider, à rester vigilants, créatifs, en recherche...

LA RELATION D'AIDE EN SERVICE SOCIAL : LES TEXTES OFFICIELS DE RÉFÉRENCE.

Les textes qui fondent la relation d'aide en service social sont de deux types : le décret et l'arrêté réformant les études et l'exercice de la profession d'assistant de service social; le Code de déontologie (voir annexe 3) de l'Association nationale des assistants de service social (ANAS). Rédigé et adopté en 1949, sa dernière révision date du 28/11/1994.

La formation et l'exercice de la profession d'assistant de service social ont été réformés suite à la parution du décret et de l'arrêté de 2004. Un référentiel d'activités, de compétences et de formation en constitue le fondement.

1. Le référentiel d'activités précise que :

La fonction accueil, évaluation, information et orientation doit permettre au professionnel « *d'entrer en relation et se mettre à disposition d'une personne, recueillir des éléments de connaissance permettant la compréhension de sa demande* ».

L'accompagnement social consiste à « *apporter une aide à la personne en favorisant ses propres ressources et celles de son environnement (famille, milieu de travail, etc.); co-élaborer un plan d'action avec la personne en coordonnant les différentes démarches, en tenant compte de ses ressources, de son environnement, des moyens de l'institution* ».

2. Le référentiel de compétence détaille les indicateurs du domaine de compétence 1, intervention professionnelle en service social. Les enseignements qui y correspondent marquent la spécificité de la profession, comparativement aux autres professions sociales. Il précise que les éléments d'évaluation d'une situation et l'élaboration d'un plan d'aide négocié sont basés sur « *l'utilisation de techniques relationnelles appropriées* ».

3. Le référentiel de formation, dans l'Unité de formation principale intitulée « Théorie de la pratique de l'intervention en service social », détaille l'intervention professionnelle en service social. Les spécificités de cette intervention sont « *le développement de la personne et de la famille dans ses différentes dimensions, la méthodologie d'intervention sociale d'aide à la personne et à la famille, la relation d'aide en service social* ».

« LA MAIN TENDUE » : ILLUSTRATION DE LA RELATION D'AIDE EN SERVICE SOCIAL

CAS CLINIQUE

Monsieur X., 51 ans, est hospitalisé en ophtalmologie pour douleurs invalidantes, insomniantes (EVA à 10). Dès l'admission, un cancer, déjà très évolué, est diagnostiqué alors que depuis deux ans le patient était traité pour une affection de type neurologique. Le malade est très en colère.

Marié, il a un fils de 12 ans. La famille est affectée par un deuil récent. Le malade vit avec son entourage dans un village à plus de 150 km de l'hôpital. Son épouse est épuisée (aide-soignante en SSIAD, elle est en arrêt de

•••

•••
travail). L'unité mobile de soins palliatifs est appelée par le service d'hospitalisation pour aide au traitement de la douleur et évaluation globale. De plus, le cadre infirmier sollicite une évaluation sociale que l'assistante sociale du service délègue à celle de l'UMSP, troublée car ni le malade ni sa femme n'ont fait de demande. Toutefois les soignants pressentent une grande solitude chez cette famille, peut-être aussi des difficultés au quotidien.
L'assistante sociale rencontre donc Monsieur X. : « Bonjour, je m'appelle... Je suis assistante sociale de l'équipe mobile de soutien et de soins palliatifs que vous avez vue pour votre traitement de la douleur. Est-ce que je vous dérange ? » Monsieur X fait signe que non mais la regarde, étonné. « Vous êtes peut-être surpris ? Vous n'avez pas demandé ma visite... Mais les soignants du service se préoccupent de ce que vous vivez avec votre famille. Je suis venue me présenter au cas où je pourrais vous être utile... ». « Effectivement, répond Monsieur X., pour les papiers voyez avec ma femme, moi je n'y comprends rien ». L'assistante sociale reformule : « Les papiers ? ». « Oui, vous lui demanderez, voilà son numéro de téléphone ». Sans plus insister, l'assistante sociale prend congé après accord du patient pour le tenir informé des démarches avec son épouse. L'assistante sociale se met alors en contact avec Madame X. : très anxieuse, elle est en attente de la consultation de son mari avec le cancérologue la semaine suivante. Elle apprécie beaucoup la mise à disposition de l'assistante sociale. Elle lui confie ses difficultés de budget (faire face à la taxe d'habitation, et bientôt à des notes de chauffage considérablement majorées). Toutefois elle précise que ce n'est pas sa priorité : depuis deux ans elle gère tout toute seule, a fait un maximum de démarches (a mis en place un soutien psychologique scolaire pour leur fils qu'à sa demande elle a informé du cancer de son père; elle s'est renseignée pour du soutien psychologique pour elle-même dans l'établissement où son mari aura ses chimiothérapies de confort). Mais là elle est sous le choc, elle n'en peut plus. L'assistante sociale lui propose « une main tendue » : elle prendra de leurs nouvelles après cette consultation qui l'inquiète tant, ce que Madame X. accepte.
À partir de ce deuxième contact une relation de confiance s'établit et Madame X. formule des demandes d'aides sur des points précis, en appui à ses propres démarches (demande de dégrèvement, de recours gracieux, de carte d'invalidité, de secours à la Ligue contre le cancer, etc.). Par la suite l'assistante sociale arrive à mettre Madame X. en lien avec les services sociaux de proximité en soutenant régulièrement ces derniers, bouleversés par cette souffrance familiale.

À PARTIR DE QUAND PARLONS-NOUS DE RELATION D'AIDE ?

La relation d'aide en service social débute par *savoir se mettre à disposition*. Dans le contexte de la maladie grave, il est rare que l'assistante sociale soit sollicitée directement par la personne malade ou son entourage. Le plus souvent, comme dans ce cas, ce sont les soignants qui repèrent une souffrance pour laquelle ils proposent l'intervention de l'assistant de service social. Cette introduction l'inscrit à son tour dans une relation d'aide « globale » en faveur de cette personne.

Cette situation illustre le travail d'empathie, d'écoute, de compréhension, d'information et de mise en lien, réalisé par toute une équipe, qui a permis à madame X., en crise d'intense souffrance sociale, de cheminer, de formuler une demande d'aide, de retrouver confiance et de renouer avec la solidarité.

La durée de vie de son mari ne permettra peut-être pas d'obtenir à temps les résultats des démarches entreprises, mais déjà, elle reconnaît un soulagement. Il lui est par contre toujours insupportable de devoir expliquer les besoins particuliers (alimentation de qualité, confort du chauffage de la maison) liés à la fragilité de son époux. Elle nécessite une compréhension immédiate sans « devoir se justifier ».

LA RELATION D'AIDE EN SERVICE SOCIAL : COMPLÉMENTARITÉS ET DIFFÉRENCES AVEC LA RELATION D'AIDE EN SOINS INFIRMIERS

La relation d'aide s'instaure à l'initiative de la personne en recherche d'aide. Elle porte son choix sur un ou plusieurs interlocuteurs, pas forcément en capacité d'apporter toute l'aide attendue. Cette demande peut saisir un aidant de la sphère personnelle (un proche), ou encore des professionnels de la santé. C'est pourquoi tout aidant peut être appelé à son tour dans ce partage de la relation d'aide, et selon ses compétences, s'en charger et y répondre dans son champ de compétence spécifique, ou collaborer à la réponse en interdisciplinarité, ou encore passer le relais pertinent.

Parler de relation d'aide en travail social revient aux fondements même de l'intervention sociale et du travail social, dont l'objet est de restaurer la capacité des femmes et des hommes auxquels il s'adresse, à s'inscrire, garder, trouver ou retrouver une place dans la société à laquelle ils appartiennent.

Comme dans la relation d'aide en soins infirmiers, l'intention est de prendre soin : c'est-à-dire porter attention à la souffrance humaine et participer à son soulagement. La relation d'aide s'ancre dans une conception de la santé telle que l'OMS l'a définie en 1948 : « *État de complet bien-être physique, mental et social [qui] ne consiste pas seulement en une absence de maladie ou d'infirmité* ». Elle se réfère aux valeurs fondamentales de respect de l'humain, de sa dignité, de veille à ses besoins essentiels, de confiance en ses capacités au changement, partagées par tous les aidants. L'outil commun à tous est la communication. Comme pour tous les acteurs de santé en interdisciplinarité, la relation d'aide comprend l'écoute, l'évaluation, le soutien et l'accompagnement. L'attitude empathique suppose une écoute attentive, active de la part du professionnel. Carl Rogers la définit comme étant une « *attitude qui suppose un effort de déconcentration par rapport à soi-même pour entrer dans l'univers de l'autre et le comprendre humainement* »[1]. Il s'agit d'écouter

1. ROGERS C., *Guide de l'assistante sociale.* In : LE BOUFFANT C., GUELAMINE F., Institutions, pratiques professionnelles, statuts et formation. Paris, Dunod « Coll. Guides », 2002, p. 151.

le message contenu dans l'expression entendue. Mais aussi de « décoder », voire de relever ce que la personne n'exprime qu'en partie, ou de façon non verbale. Et d'adapter sa compétence d'aide aux besoins de l'autre, à son rythme.

À la différence de la relation d'aide en soins infirmiers, la relation d'aide sociale n'a pas de visée thérapeutique. Le travailleur social ne fait évidemment aucun acte de soins, son domaine de compétence s'appuie sur la législation sociale.

L'accompagnement social peut être défini par une relation qui permet à la personne en souffrance de s'appuyer et demander l'aide dont elle a besoin pour mettre en œuvre ses propres solutions, trouver un nouvel équilibre de vie. L'évaluation sociale vise à mettre en lumière tant les difficultés rencontrées que les ressources d'une personne ou d'un groupe demandant de l'aide sur le plan social (et qui ont su tout au cours de leur vie résoudre bien d'autres problèmes !).

La relation d'aide sociale s'inscrit dans un accompagnement vers la meilleure autonomie sociale. Cette relation d'aide en service social assure une médiation de façon à mettre en lien l'usager avec tous les moyens légaux pour qu'il résolve au maximum par lui-même ses difficultés. On ne guérit pas d'un problème social, on le dépasse : face à un blocage dans sa dynamique de vie sociale, le citoyen peut solliciter la solidarité organisée dans sa société. Il peut être aidé à dénouer une situation figée, avec l'assistance relationnelle, technique, du ou des travailleurs sociaux partenaires, et l'ensemble des institutions, administrations, associations du champ sanitaire et social.

L'outil méthodologique qu'est la relation d'aide en service social va dépasser la dimension individuelle dans une fonction de veille sociale pour mettre en exergue les dysfonctionnements sociaux. Il s'agit aussi de sensibiliser les pouvoirs publics pour mieux répondre aux besoins des personnes confrontées aux ruptures sociales, familiales, personnelles (encore plus sensibles en fin de vie), et de proposer des pistes de solutions. C'est pourquoi le travail social conjugue l'accompagnement individuel avec la relation d'aide individuelle et collective.

Les relations d'aide infirmière, psychologique et sociale ne sont pas exclusives, concurrentielles. Au contraire, elles œuvrent en synergie pour une prise en considération globale et un accompagnement concerté des personnes en souffrance.

En effet, l'approche de la mort est un événement social, qui entraîne de nombreuses perturbations :

– modification des liens avec l'entourage (forte préoccupation les uns pour les autres, changements de rôles familiaux, « vérité dite ou pas », tensions, isolement…) ;

– modification du statut social (ne plus pouvoir travailler, devenir « objet » de soins, être « en invalidité », « incapable d'accomplir les actes de la vie quotidienne »…) ;

– remise en question du lieu de vie (quand la maladie évolue le maintien à domicile peut devenir difficile) et de choix de vie (par exemple projet de « rentrer au pays », renoncer à une adoption...);
– bouleversements financiers (inquiétudes pour tenir le budget, pour le devenir des proches).

Face à ces épreuves la personne oscille entre la détresse psychologique et le besoin de lutter, d'être active, pour elle-même et aussi pour son entourage car l'être humain vit en interdépendance...
La personne en soins palliatifs, ou l'entourage, peut alors nécessiter de l'aide sans arriver parfois à le formuler. Le positionnement d'aide est réfléchi en équipe interdisciplinaire pour veiller à ne pas être intrusif (ne pas déposséder l'intéressé de son propre arbitre). Dans la situation présentée, monsieur X. a pu lui-même déterminer son projet de vie lorsqu'il a eu des réponses concrètes à ses questions sur sa maladie et sur les traitements palliatifs possibles. Il a alors participé aux démarches sociales avec son épouse, aidé par les travailleurs sociaux partenaires.
C'est en équipe, face à chaque situation et ses particularités, que l'on anticipe pour préparer virtuellement des pistes, un éventail d'aides « sur mesure » à proposer à bon escient, au bon moment, en phase avec le cheminement et la dynamique de la personne intéressée. Aidons-nous à aider...
Pour rester compétente, la pratique professionnelle doit s'évaluer. L'évaluation de la pratique de relation d'aide en service social de soins palliatifs porte sur :

– l'aide proposée :
  • est-elle en lien avec les besoins exprimés, détectés, ou répond-elle surtout à notre besoin d'aider (attention à la position de « sauveur »)?
  • de qui provient la demande (personne malade, entourage, administration, autre intervenant)?
  • a-t-on précisé toutes les modalités de cette aide, ses éventuelles conséquences (participation financière, évaluation sociale, etc.), les recours en cas de refus?
  • est-on satisfait ou en difficulté d'avoir proposé cette aide?
– l'aide apportée.

Les modalités de cette évaluation sont à fixer auparavant, en travail d'équipe autant que possible interdisciplinaire, en regard des finalités (éthique et déontologie), des objectifs (projet de service), des attentes (projet du professionnel lui-même).
Le soutien professionnel reçu et attendu.
Pour favoriser cette démarche, l'attention de chacun à ses propres difficultés et potentiels est optimisée par la démarche de formation permanente.

LES LIMITES DE LA RELATION D'AIDE EN SERVICE SOCIAL DE SOINS PALLIATIFS

Il importe de ne pas confondre relation d'aide sociale et travail de psychothérapie. La relation d'aide permet de cerner une demande réelle, d'approfondir un échange. Dans l'éventualité où émergeraient des problématiques profondes, structurelles, il est capital dans le travail en pluridisciplinarité de passer le relais aux professionnels formés à d'autres compétences. Le travail de psychothérapie suppose des savoirs, des savoir-faire et des savoir-être différents qui ne peuvent être amalgamés.

D'autre part, en soins palliatifs plusieurs facteurs rappellent les limites existentielles (le temps, les impondérables, la souffrance, la mort…). L'assistant de service social en soins palliatifs ne peut « réparer » toutes les injustices, ni se mesurer à tous les manques… La modestie est de rigueur. Rappelons-nous que les personnes nous aident à les aider… Il est sage de rester en questionnement…

LES RÉSULTATS ATTENDUS DE LA DÉMARCHE D'ACCOMPAGNEMENT EN INTERDISCIPLINARITÉ

En collaboration avec l'ensemble du partenariat sanitaire et social (dont les différents services sociaux, les représentants des malades, les bénévoles d'accompagnement, et les associations d'aide à la personne), les objectifs de la relation d'aide en service social en soins palliatifs sont :

– la prise en compte des besoins sociaux de la personne en soins palliatifs et de ses proches, dans l'écoute, la communication;

– de favoriser l'accès aux soins palliatifs, et le maintien des droits pour la continuité des soins;

– de favoriser le soutien du malade, des proches, le maintien du lien social, l'accompagnement;

– de faire connaître et favoriser la réalisation des projets des malades concernant leurs propres choix de vie;

– d'organiser la sortie de la structure hospitalière en coordination avec les équipes de soins de proximité, en facilitant le retour à domicile lorsqu'il est souhaité et réalisable pour les intéressés. Sinon, d'aider à l'orientation vers les établissements médicalisés adaptés au projet et aux besoins du malade et de son entourage;

– de rester à disposition des proches en deuil, à la demande, pour accompagner les démarches administratives, un soutien adapté, la mise en lien avec les services sociaux de proximité.

Ainsi le service social participe à la prise en compte globale de la personne en soins palliatifs et ses proches, dans une relation d'échanges et de confiance dans les capacités de chacun à faire face…

L'EXPÉRIENCE D'UN MÉDECIN

Le terme de « relation d'aide » n'est pas utilisé par les médecins. C'est le terme « relation médecin-malade », plus large, qui fait partie de leur vocabulaire. Le fonctionnement actuel de la médecine, sa technicité et le peu de temps dont dispose les médecins n'est pas favorable à une relation de qualité. Cependant, il semble nécessaire et possible d'établir une vraie relation d'aide telle que décrite ci-dessous.

QUELLE EST LA SPÉCIFICITÉ DE L'AIDE QUE LE PATIENT DEMANDE À SON MÉDECIN?

Lorsqu'une personne consulte un médecin, elle demande de l'aide parce qu'elle est inquiète. Le psychiatre Michael Balint[1] écrit que le malade « *offre* » sa maladie au médecin et que celui-ci est le premier « *remède* ».

« *Je voudrais souligner que c'est là, presque toujours, le problème principal le plus immédiat; la demande du nom de la maladie, du diagnostic. C'est seulement en second lieu que le malade demande un traitement, c'est-à-dire, d'une part, ce que l'on peut faire pour atténuer ses souffrances et, d'autre part, les restrictions et les privations entraînées par la maladie* ».

Le patient se plaint; parfois, seule la plainte compte, et le médecin sera peut-être alors lui-même le meilleur remède.

Mais, si un traitement médicamenteux est prescrit, « *ce n'est pas uniquement la fiole de médicament ou la boîte de cachets qui importent, mais la manière dont le médecin les prescrit à son malade; en fait l'ensemble de l'atmosphère dans laquelle le médicament est donné et pris* ».

QUELLES SONT LES PARTICULARITÉS DE L'AIDE APPORTÉE PAR LES MÉDECINS?

Le serment d'Hippocrate, que prête tout médecin lorsqu'il obtient son doctorat, fonde la nature de l'acte médical :

« *Dans toute la mesure de mes forces et de mes connaissances, je conseillerai aux malades le régime de vie capable de les soulager et j'écarterai d'eux tout ce qui peut leur être contraire ou nuisible* » et plus loin : « *Dans toute maison où je serai appelé, je n'entrerai que pour le bien des malades* ».

Le *cadre légal* de l'exercice de la médecine est très clair. Voici quelques uns des articles qui concernent directement la façon dont le médecin peut et doit apporter de l'aide à son patient.

Le Code de déontologie médicale dans son article 7 (article R 4127-7 du Code de la santé publique) dit :

« *Le médecin doit écouter, examiner, conseiller ou soigner avec la même conscience toutes les personnes quels que soient leurs origines, leurs mœurs et leurs situations de famille, leurs appartenances ou leurs non appartenances à un ethnie, une nation ou une religion déterminée, leurs handicaps ou leurs états de santé, leurs réputations ou les sentiments qu'il peut éprouver à leur égard.*

Il doit apporter son concours en toutes circonstances.

1. BALINT M., *Le médecin, son malade et la maladie.* Paris, Payot, 1996.

Il ne doit jamais se départir d'une attitude correcte et attentive envers la personne examinée. »

Dans le titre II du même code, la section des devoirs envers les patients précise à l'article 32 : « *Dès lors qu'il a accepté de répondre à une demande, le médecin s'engage à assurer personnellement au patient des soins consciencieux, dévoués et fondés sur les données acquises de la science…* »

L'article 33 parle du diagnostic « *qui doit être élaboré avec le plus grand soin, en y consacrant le temps nécessaire* » et « *en s'aidant des méthodes scientifiques les mieux adaptées* » et « *de concours appropriés.* »

L'article 34 dit que les prescriptions doivent être claires, comprises par le patient. Le médecin doit s'en assurer comme « *il doit s'efforcer d'en obtenir une bonne exécution.* »

« *Le médecin doit à la personne qu'il examine, qu'il soigne ou qu'il conseille une information loyale, claire et appropriée sur son état, les investigations et les soins qu'il lui propose. Tout au long de la maladie, il tient compte de la personnalité du patient dans ses explications et veille à leur compréhension…* » (article 35)

Un pronostic fatal ne doit être révélé qu'avec circonspection…

« *En toute circonstance, le médecin doit s'efforcer de soulager les souffrances du malade par des moyens appropriés à son état et l'assister moralement. Il doit s'abstenir de toute obstination déraisonnable…* » (article 37)

« *Le médecin doit accompagner le mourant jusqu'à ses derniers moments, assurer par des soins et mesures appropriés la qualité d'une vie qui prend fin, sauvegarder la dignité du malade et réconforter son entourage…* » (article 38)

« *Le médecin ne doit pas s'immiscer sans raison professionnelle dans les affaires de famille ni dans la vie privée de ses patients.* » (article 51)

Ces écrits sont spécifiques à la profession médicale. Ceci constitue une des différences avec la relation d'aide infirmière.

Pendant de nombreuses années, l'enseignement de la médecine portait presque exclusivement sur la sémiologie des maladies physiques et psychiatriques, leur diagnostic, leur traitement.

Les études médicales ont été récemment modifiées.

L'arrêté du 21 avril 1994 modifiant l'arrêté du 18 mars 1992 relatif à l'organisation du premier cycle et de la première année du deuxième cycle des études médicales précise « *l'enseignement de la première année comporte également un module de sciences humaines et sociales…* ».

Ce module est valorisé par un coefficient des épreuves supérieur à 20 % de la somme des coefficients.

Un stage infirmier est mis en place pour les étudiants ayant réussi le concours de fin de première année des études médicales. Un des objectifs de ce stage est « *d'évaluer le vécu quotidien du malade à l'hôpital par rapport à sa maladie, à son entourage en particulier médical et paramédical et familial* ».

La médecine générale et la gérontologie sont jugées prioritaires à partir de 1997, un stage de psychiatrie est « *recommandé* », les soins palliatifs font l'objet d'un enseignement théorique[1].

1. Arrêté du 4 mars 1997 relatif à la deuxième partie du deuxième cycle des études médicales.

Au cours de la deuxième partie du deuxième cycle des études médicales sont organisés des modules transdisciplinaires. Le premier d'entre eux « apprentissage de l'exercice médical » affiche comme objectif : « *L'étudiant doit apprendre à maîtriser la relation médecin-malade et sa différence dans la maladie aiguë grave et dans la maladie chronique* ».

Au programme de cet enseignement : la relation médecin-malade, l'annonce d'une maladie grave, la formation du patient atteint de maladie chronique, la personnalisation de la prise en charge médicale.

Et aussi : éthique et déontologie médicales ; droits du malade : problèmes liés au diagnostic, au respect de la personne et à la mort[1].

L'ÉCOUTE MÉDICALE

Lorsqu'on tape ce terme dans un moteur de recherche sur Internet, seule, parmi de multiples références d'entreprises organisant les urgences, on trouve une étude du Dr Bruno Laborier sur l'œuvre de Samuel Hahnemann[2]. Dans *L'observateur médical*, celui-ci explique :

« *Pour percevoir précisément ce qu'il y a à observer chez les malades, on doit diriger toutes ses pensées dans cette direction, pour ainsi dire s'abandonner soi-même, et s'attacher au sujet avec toute son intelligence, pour que rien de ce qui appartient effectivement au sujet et de ce que l'on puisse recueillir par chaque sens en éveil, ne nous échappe* ».

« *Cette aptitude à observer n'est jamais complètement innée : elle doit être acquise par l'exercice, perfectionnée par la purification et la correction des perceptions de nos sens, c'est-à-dire par une critique sévère de nos vues rapidement comprises des objets extérieurs; et la froideur en outre nécessaire, le calme et la fermeté du jugement doivent être gardés sous la surveillance d'une défiance constante de notre intelligence* ».

Dans *l'Organon*, au paragraphe 86 : « *quand les narrateurs ont terminé ce qu'ils voulaient dire de leur propre impulsion, le médecin ajoute à chaque symptôme des informations plus précises et s'informe de la manière suivante : il relit tous les symptômes qu'on lui a rapportés et questionne en particulier sur tel ou tel symptôme…* ».

Pour le médecin, l'écoute médicale n'est pas dissociée de l'observation clinique. Un médecin est « à l'écoute » de son patient dès… le premier regard. Regarder, sentir et toucher sont parfaitement complémentaires de l'écoute.

Le médecin est entraîné à replacer dans un ensemble de signes, une anomalie qui lui est décrite. Il orientera l'entretien pour étayer ce qu'il vient d'entendre et complètera son « interrogatoire » – c'est ainsi qu'on appelle le premier temps d'une consultation ! – par un examen clinique puis une demande d'examens complémentaires.

1. Annexe du Bulletin Officiel de l'Éducation Nationale BO N° 40.
2. http://www.homeoint.org/site/laborier/ecoutemed.htm

Souvent, seule l'évolution d'une pathologie est parlante, c'est pourquoi il est si important de recueillir « l'histoire de la maladie ». Souvent aussi, la symptomatologie s'inscrit dans l'histoire même du patient ou dans celle de ses maladies antérieures. D'où la nécessité, si la personne n'est pas en mesure de nous conter ses histoires, de se mettre en lien avec un confrère qui la connaît bien. Si elle n'a pas de médecin de famille, force est de tenir compte des dires de ses proches.

Dans le discours du patient il faut toujours être à l'affût de ce qui est fortement évocateur d'une maladie, mais aussi de ce qui ne « colle » pas avec l'hypothèse énoncée en premier. Il faut savoir remettre en question une première certitude, mais aussi sentir qu'un patient parfois... n'ose pas, ou ne peut pas, dire. Il s'agit alors de l'aider à se raconter pour « ne pas passer à côté de... ».

« *Actuellement, la pensée médicale est dominée essentiellement par la peur de laisser échapper une maladie physique en concentrant son attention sur les causes psychologiques possibles... Je me contente de souligner que le fait de négliger une maladie psychologique éventuelle afin de s'assurer qu'aucun processus physique n'est en cause, est exactement aussi pernicieux pour l'avenir du malade*[1] » (M. Balint, *Le médecin, son malade et la maladie*).

C'est à mon sens cette étape qui est spécifique de l'aide que peut apporter un médecin. Son savoir doit lui permettre de ranger, d'ordonner, de hiérarchiser les symptômes. Ainsi ils s'organisent en syndrome, puis en maladie. C'est au médecin qu'on demande un diagnostic. Nommer la maladie permet d'espérer une guérison, même si actuellement on ne dispose pas de traitement. Si un diagnostic ne peut être fait de pathologie physique ou psychique, en l'état actuel des connaissances médicales, il faut savoir mettre en évidence ce qui est rassurant et assurer d'un suivi. Une reprise des explorations, si des avancées se présentent dans le domaine concerné, sera toujours possible. S'il s'avère que des symptômes physiques traduisent une souffrance psychique, sociale ou spirituelle, elles devront être prises en compte.

CAS CLINIQUE

Un patient m'est adressé par un médecin en consultation d'évaluation gérontologique pour une suspicion de maladie d'Alzheimer devant des troubles cognitifs ayant un fort retentissement sur le quotidien.

Monsieur G. a moins de 70 ans. Ses troubles sont récents, moins de trois mois.

Il vit depuis de nombreuses années en célibataire dans une maison qui jouxte celle de son frère, sans avoir eu jusqu'ici besoin de son aide.

Depuis peu, il sollicite plusieurs fois par jour son frère et sa belle-sœur, entre chez eux à l'improviste, ouvre leur courrier, pensant que c'est le

•••

1. BALINT M., *Le médecin, son malade et la maladie*. Paris, Payot, 1996.

•••

sien. Ses demandes sont incompréhensibles : son discours semble confus. Il s'énerve et l'agressivité est toute proche. Il ne gère plus son quotidien, oublie de se faire à manger.

Lors de la consultation, monsieur G. a une attitude tout à fait adaptée. Il n'existe pas de confusion, mais des troubles de la mémoire massifs : il oublie au fur et à mesure. Il a des troubles du langage : des mots sont utilisés à la place d'autres mots. Il faut sans cesse trouver à sa place le mot sur lequel il bute. Aidé de cette façon, il parle de ce qui lui arrive avec une grande perplexité. Il dit son angoisse et combien il se sent démuni.

Les intrusions répétées chez son frère sont des appels à l'aide à cause de l'angoisse massive qu'il ressent devant ses manques.

La recherche d'une désorientation temporo-spatiale est négative, il n'y a pas de troubles du jugement ni de la reconnaissance des objets mais le mot juste n'est pas toujours trouvé. Il n'y a pas d'apraxie, ni d'acalculie. Il n'y a pas d'hallucination. La vigilance est parfaitement normale.

L'examen élimine donc un syndrome confusionnel. Il est peu en faveur d'un syndrome démentiel entrant dans le cadre d'une maladie d'Alzheimer.

Il n'y a pas de pathologie psychiatrique.

L'écoute (aphasie et trouble de la mémoire immédiate) et l'observation (perception douloureuse des troubles et recherche d'une aide qui prend la forme d'un trouble du comportement) du patient orientent plus vers une atteinte neurologique.

Un scanner demandé en urgence montrera l'existence d'une volumineuse tumeur cérébrale maligne.

Le médecin a-t-il été aidant pour ce patient? Il semble que oui, car sa plainte a été entendue, sans à priori, malgré la suspicion de diagnostic de maladie d'Alzheimer émise avant la consultation spécialisée.

Il est nécessaire de :

– se mettre en état de disponibilité pour recevoir sans « artéfact » ce que le malade va offrir de sa maladie et de ses angoisses;

– ne pas perdre de temps, si la suspicion d'une pathologie physique existe, pour demander des images. La médecine actuelle est ainsi faite : il faut rattacher un trouble à un organe, il faut voir la lésion.

Bien sûr, le diagnostic ici est très péjoratif. Pour ce patient cependant, il était important de ne pas être « fou ». Pour sa famille, pourtant épuisée par un drame familial particulièrement douloureux, il a été tout naturel de l'accompagner jusqu'au bout. En revanche, prendre en charge un des leurs devenu dément était inenvisageable

Une question reste posée : n'est-ce pas ce drame familial, justement, qu'il fallait absolument oublier, était-il tellement impossible d'en parler que cet attachant patient en a perdu l'usage des mots?

LE REGARD D'UN PSYCHOLOGUE

MODALITÉS DE LA RELATION D'AIDE POUR LE PSYCHOLOGUE EN SOINS PALLIATIFS

La prise en charge psychologique des patients en soins palliatifs, qu'elle se situe en institution ou à domicile, engage le psychologue dans un cadre d'intervention très spécifique qui n'a que peu de points communs avec une pratique habituelle de psychothérapie ou de tout autre type de médiation psychologique. La prise en charge des patients en fin de vie confronte le psychologue à un questionnement éthique sur la validité et l'utilité de sa pratique. À un moment où les processus mortifères de désorganisation physiques et psychiques rendent très difficiles toute élaboration du traumatisme engendré par la maladie, le psychologue est pourtant souvent convoqué dans un dispositif palliatif, dans lequel la mort est inéluctable. Dans ce domaine et de manière plus large, la relation d'aide qu'instaurera le psychologue l'engagera dans une pratique individuelle ou interdisciplinaire (entretien en binôme) que nous allons détailler.

Néanmoins, ce concept reste difficile à appréhender pour les psychologues car il n'est pas inscrit dans la terminologie qui leur est propre et définira par défaut l'interaction thérapeutique du patient et du psychologue. À défaut de textes réglementaires faisant explicitement référence à ce concept, il convient de confronter notre pratique à celle des autres professionnels. Cette pratique le renvoie d'ailleurs à une indispensable collaboration avec une équipe de soins d'une part et une équipe de soins palliatifs d'autre part, que ce soit en unité, équipe mobile ou réseau. La proximité réelle et fantasmatique de la mort interroge une certaine redéfinition de l'intervention du psychologue, en apparence plus restreinte du point de vue temporel mais tout aussi utile au soulagement du patient. Les modalités pratiques d'intervention ainsi que le cadre thérapeutique du psychologue correspondent habituellement à la définition même des soins palliatifs qui n'est plus de guérir le patient mais de lui apporter un soulagement de sa souffrance, envisagée depuis Cicely Saunders de manière globale. Pour faire face à ses souffrances si envahissantes, l'équipe va recourir à un grand nombre de professionnels intervenant dans le cadre de dispositifs simplement pluridisciplinaires ou plus ciblés puisque interdisciplinaires, pouvant être définis comme « *un dialogue et l'échange de connaissances, d'analyses, de méthodes entre deux ou plusieurs disciplines. [L'interdisciplinarité] implique qu'il y ait des interactions et un enrichissement mutuel entre plusieurs spécialistes* »[1]. Cette nécessaire collaboration avec des acteurs du champ médical va rapidement aboutir à l'élaboration de savoirs communs, à la mise en place de dispositifs d'intervention conjoints mais aussi à la création implicite d'un champ de référentiels communs aux différents membres de cette équipe. Pour illustrer cette idée, nous évoquerons

1. MORIN E., *Sur l'interdisciplinarité*, Bulletin Interactif du Centre International de Recherches et Études transdisciplinaires, n° 2, 1994.

tout d'abord l'exemple des entretiens en binôme (médico-psychologiques ou paramédico- psychologiques) qui concernent bon nombre d'équipes de soins palliatifs.

LA RELATION D'AIDE EN BINÔME

Ces dispositifs, à mi-chemin entre acte médical et consultation psychologique peuvent constituer un véritable outil dans la relation au patient : nous en définirons les avantages et les inconvénients. Lorsqu'un service de soins dans lequel est hospitalisé un patient fait appel à une équipe de soins palliatifs, une unité ou un réseau, elle sollicite toujours l'intervention de professionnels dans le but de soulager un ou des symptômes. Venant de la part de soignants, cette demande se fera donc sur la base d'un schéma en trois temps (données, actions, résultats) : schéma auquel s'ajoute une indispensable réévaluation d'un symptôme. On est donc ici dans une objectivation du symptôme qui ne cadre pas toujours avec la souffrance psychologique pouvant être engendrée par une maladie évolutive. Néanmoins, l'intervention du psychologue pourra s'accommoder de ce problème de définition et pourra prendre place, lors d'un premier entretien par exemple, dans le cadre d'une collaboration avec le médecin ou l'infirmier de l'équipe. On parlera alors de *relation d'aide interdisciplinaire prenant la forme d'un entretien en binôme*. Cet entretien, réalisé le plus souvent au lit du patient permettra d'évaluer de manière détaillée l'ensemble de ces difficultés et les demandes qu'il va y associer. Lorsque ce dernier est efficient, il permet de potentialiser l'intervention isolée d'un infirmier, d'un médecin ou d'un psychologue. À l'inverse, il peut aboutir à l'effacement d'un professionnel au profit de son collègue.
Nous présentons ici un tableau qui résume l'ensemble des avantages et des inconvénients de ce dispositif ainsi que la spécificité de la relation d'aide médico-infirmière et psychologique dans ce cadre (*Tableau 1*).

Tableau 1 – Avantages et inconvénients de la relation d'aide en soins palliatifs en binôme[1]

Avantages pour l'équipe	Inconvénients pour l'équipe
Interdisciplinarité Différence du questionnement Prise en compte de la dimension globale de la souffrance Reconnaissance d'une dimension subjective (inconscient) Position tierce de l'observateur	Effacement de la spécificité et de l'identité professionnelle Appauvrissement du discours Illusion d'un savoir commun Difficulté d'instaurer un cadre d'intervention commun : – ni entretien psychologique – ni auscultation médicale ou infirmière Inégalité des intervenants – tiers exclus – parole accaparée – sentiments d'infériorité et mise en échec

1. LE JAMTEL C, Collège des psychologues en soins palliatifs de Basse-Normandie, 2003.

Tableau 1 – Avantages et inconvénients de la relation d'aide en soins palliatifs en binôme[1] *(suite)*

Avantages pour le patient	Inconvénients pour le patient
Pour certains patients, la relation triangulaire est moins fusionnelle et troublante (qu'un homme et une femme par exemple)	Pour d'autres patients, la relation triangulaire est plus anxiogène (rappelant l'autorité parentale).
Spécificité de la relation d'aide médicale ou paramédicale	Spécificité de la relation d'aide psychologique
Recherche de résolution du symptôme Semi-directivité du discours Travail sur l'actualité de la maladie Approche subjective et globale Proposition d'objectifs Souplesse du cadre relationnel	Recherche de sens de la maladie Non-directivité du discours Analyse du vécu psychique antérieur Approche subjective et globale Proposition d'objectifs Souplesse du cadre relationnel

L'entretien se déroule selon un schéma travaillé au préalable pour éviter tout chevauchement et perte d'efficacité et comportant quatre étapes (préparation, présentation des objectifs, évaluation des symptômes et proposition de suivi, *tableau 2*).

Tableau 2 – Les 4 étapes de l'entretien en binôme en soins palliatifs[1]

1 – Préparation de l'entretien
Discussion préliminaire avec l'équipe et consultation du dossier infirmier.

2 – Rencontre et présentation des objectifs
Présentation et reformulation de la demande.
Présentation des objectifs (proposer d'évaluer la situation avec le patient).

3 – Évaluation des symptômes
Au niveau physique (l'infirmier ou le médecin évaluent les symptômes).
Passage de relais sur la souffrance psychique (le psychologue peut « rebondir » sur des symptômes physiques pour instaurer un dialogue orienté vers la sphère psychique).
Le psychologue s'en tient lors de ce premier entretien au repérage de problématiques psychologiques à élaborer avec le patient :
– Anxiété, angoisse, peurs (de souffrir, de la maladie, de la mort);
– Tristesse, apathie, retrait;
– Perturbation de l'image du corps (atteintes narcissiques majeures liées à la dégradation physique ou dans les stomies, vécues comme très intrusives);
– Perte d'autonomie physique, de capacités intellectuelles;
– Problèmes de communication (dire ou cacher la maladie à ses proches);
– Résonance affective avec le vécu (qui permet de proposer la poursuite individuelle dans une relation d'aide psychologique plus classique).

4 – Proposition d'objectifs
Au patient (de diminuer la douleur, des autres symptômes).
Retranscription orale et écrite des objectifs à l'équipe.

1. Ibid.

Cet outil demande donc rigueur, complicité professionnelle et la mise en œuvre de capacités d'écoute qui s'ouvrent au-delà du patient et de ses proches vers l'autre professionnel. Même s'il demande beaucoup de temps, ce dispositif plus économique en moyens mais aussi pour la parole du patient n'est bien sûr qu'une étape préliminaire à une prise en charge individualisée du psychologue notamment mais il constitue une collaboration adaptée au mode d'intervention en soins palliatifs. Par la suite et par le biais d'un contrat passé avec le patient, le psychologue pourra parfois instaurer une prise en charge plus longue, qui tendra à reformuler du sens à cet événement traumatogène qu'est la maladie et à apporter un soulagement plus durable mais toujours sur un mode précaire compte tenu de la dégradation physique inéluctable, comme c'est le cas dans la vignette clinique suivante.

LE TRAVAIL EN BINÔME DANS LA PRATIQUE CLINIQUE

CAS CLINIQUE

Monsieur D. est un patient âgé de 45 ans, en instance de divorce et hospitalisé dans le centre hospitalier de sa ville pour une cirrhose d'origine alcoolique. La maladie a dégénéré en cancer hépatique traité par chimiothérapie, dans une plus grosse structure mais la maladie est, au moment de l'intervention de l'EMSP, à un stade très avancé qui ne permet plus de perspectives curatives. Seules des ponctions d'ascite sont effectuées en lien avec cette cirrhose. Parallèlement, on découvre chez lui un cancer ORL dont on peut soupçonner les liens avec la maladie alcoolique. Il est soigné du cancer par radiothérapie. Une chute entraîne une fracture de la mâchoire qui s'est trouvée fragilisée par les rayons. L'équipe de soins de l'hôpital local demande l'aide de l'EMSP, qui propose, après une première évaluation téléphonique, d'intervenir en binôme afin d'assurer une première évaluation globale de la prise en charge.
L'infirmière et le psychologue se rendent dans le service, qui a au préalable annoncé à monsieur D. la venue d'une équipe transversale. Lors de la première rencontre se pose d'emblée la question des objectifs. Monsieur D. semble assez résigné mais participe activement à l'investigation de l'infirmière sur tous ses symptômes physiques, il évoque notamment tous les symptômes liés à la sphère alimentaire, respiratoire mais c'est la douleur qui reste le symptôme le plus invalidant pour le patient. Lors de cette première phase, le psychologue n'intervient pas mais perçoit la dimension émotionnelle très forte de la douleur du patient, qu'il décrit à l'infirmière comme invivable mais nécessaire pour expurger son comportement alcoolique passé et dont il se culpabilise.
Dans la suite de l'entretien, le psychologue percevant que l'infirmière a terminé l'évaluation des symptômes physiques, « reprend la main » en formulant une interprétation sur ce symptôme. Il peut alors évoquer avec le

•••

•••

patient et l'infirmière, les autres symptômes de nature psychique ainsi que les différentes problématiques psychologiques. Il s'aperçoit alors que c'est le sentiment même d'unité du sujet qui est en jeu, sous l'effet de cette douleur psycho-somatique forte. Son corps est devenu un objet clivé au point qu'il ne se nomme pas comme sujet douloureux (physique) mais comme « souffrant de sa mâchoire », distinguant son foie de celle-ci. Il ne se plaint pas de ses douleurs dans l'hôpital qui s'occupe de son foie. Il y vient pour des ponctions d'ascite, n'y dit pas sa douleur, la réserve pour le service de l'hôpital local. Le lien réussira à se faire dans l'espace intermédiaire que représente le soutien psychologique avec ce binôme (infirmier-psychologue) qui n'appartient à aucun des deux services. La douleur peut enfin être nommée et reprend du sens à un moment où plus rien n'en conserve.

À la fin de l'entretien qui dure environ une heure, les deux membres de l'EMSP proposent alors au patient de réfléchir à une poursuite de prise en charge individualisée : de l'infirmière en lien avec l'équipe de soins pour gérer physiquement douleur et autres symptômes et du psychologue, pour continuer à dire cette douleur et à creuser les liens que celle-ci entretient avec son histoire personnelle et l'irruption de sa maladie dans son parcours de vie déjà vécu comme difficile. L'équipe nous rappellera dès le lendemain pour nous dire que le patient est d'accord.

En résumé, la relation d'aide proposée en soins palliatifs par les psychologues est un domaine de sa pratique assez difficile à définir et à cerner. Comme dans bien des domaines, il est un intervenant singulier au regard des interactions en jeu dans la fin de vie. Sollicité à différents niveaux, il tient à distance la tentation d'omniprésence, contrôle les tensions institutionnelles mais surtout analyse son implication par une attitude éthique d'humilité et de renoncement. Par cette attitude, il se retrouve ainsi au contact des autres soignants dans une philosophie de soins qu'ils partagent. Sa pratique est singulière, complémentaire mais désormais nécessaire. Le travail thérapeutique du psychologue ne pouvant que difficilement être qualifié de psychothérapie, tant le cadre surmédicalisé de la fin de vie y fait souvent obstacle, il n'est pas non plus un simple soutien psychologique et peut prendre des formes variables que nous avons décrites (prise en charge psychologique individuelle ou relation d'aide en binôme). Quoiqu'il en soit, le psychologue aura toujours à cœur que sa pratique soit lisible et utile tant au patient qu'au reste de l'équipe. Son approche centrée sur le sujet-patient et ses rapports avec sa maladie se trouvera alors complémentaire de la pratique soignante centrée sur la maladie et ses répercussions sur le patient. En aménageant autour du patient la possibilité d'entrevoir de manière réciproque les rapports entre sujet et maladie, le psychologue peut ainsi tendre à une prise en charge cohérente, éthique et adaptée à la singularité de la situation palliative.

LA RELATION D'AIDE ET DE SOUTIEN : COMPLÉMENTARITÉ DANS L'INTERDISCIPLINARITÉ

PRENDRE SOIN DE LA PERSONNE : UNE NÉCESSAIRE INTERDISCIPLINARITÉ

Prendre soin, comme cela a déjà évoqué, consiste en une démarche fondée sur une approche globale de la personne malade, considérée comme sujet et pas seulement comme un corps à traiter ou/et à soigner. Dans ce « prendre soin », toutes les dimensions de la personne (physique, psychique, sociale, spirituelle…) sont sources d'attention dans la démarche de l'équipe soignante et de chacun de ses membres.

Prendre en compte et répondre à l'ensemble de ses besoins en santé, fait appel à des compétences différentes qui impliquent un travail en synergie entre différentes disciplines, en interactions coordonnées pour donner sens au projet de soins personnalisé. La relation d'aide et de soutien n'est pas l'apanage d'une seule discipline, et fait appel à des regards professionnels croisés. L'interdisciplinarité offre aussi un espace de créativité. Il permet une plus grande connaissance de l'autre professionnel, de s'interroger sur des situations vécues dans le même temps, d'apprécier et d'affiner son champ de compétence. C'est certainement une opportunité proposée par les soins palliatifs.

L'un des premiers préalables éthiques des soignants est aussi un défi, celui d'un travail en équipe interdisciplinaire. « Prendre soin » ne réside alors ni dans la juxtaposition parcellaire de chacun des regards (professionnels et non professionnels), ni dans la fusion de l'ensemble mais dans le fait que difficultés et souffrance de la personne soient entendues par chacun des membres qui composent l'équipe dans le respect de leur place spécifique en générant des interactions au bénéfice de la personne soignée.

> L'interdisciplinarité véritable, précieuse pour les patients et les professionnels, n'existe qu'à deux conditions : ne pas être une pratique de dilution des responsabilités et ne pas voiler le fait qu'elle ne nous évite absolument pas la solitude de l'acte.

Pour les soignants, l'interdisciplinarité ouvre un « espace de négociation » où chacun s'appuyant sur son identité et ses compétences propres, sur la relation qu'il a instauré avec la personne malade cherchera à en être le meilleur « porte-parole » en respectant ses souhaits et ses désirs. Pour que les interactions prennent sens, il y a nécessité qu'elles soient concertées et coordonnées. La plus value de l'interdisciplinarité a pour objet de promouvoir la qualité des soins et du prendre soin. Encore faut-il que ces interactions professionnelles trouvent un champ de partage des savoirs et d'expérimentations dès les formations initiales et continues pour permettre le développement de cette culture de soins.

DES COMPÉTENCES ET DES LIMITES À REPÉRER

Au-delà d'une manière d'être liée à chaque soignant, la relation d'aide en soins infirmiers relève bien d'une démarche professionnelle spécifique. Elle mobilise compétences, attitudes et habiletés. La formation initiale donne des repères aux futurs professionnels et leur permet d'acquérir des attitudes aidantes. L'expérience professionnelle et personnelle, ajoutée à la formation continue renforce ces compétences. Elle permet à l'infirmière d'évoluer vers une expertise face à la complexité de chaque situation de soins et à la charge émotionnelle qui en découle souvent.

Les infirmières doivent pouvoir bénéficier de groupes de parole ou de supervisions mais aussi de réunions de partage de pratique.

Cette expertise infirmière est un atout pour l'équipe et permet à l'infirmière de repérer ses propres limites et celle de son champ d'intervention dans l'interdisciplinarité.

L'interdisciplinarité trace la limite du champ de nos compétences. Limite qui peut être vécue comme un obstacle, mais à quoi?, sinon à un fantasme de toute-puissance : pouvoir tout pour l'autre. C'est impossible, heureusement. La limite constitue au contraire un appui pour s'orienter dans la pratique et permettre aux patients de s'orienter aussi.

Orienter est un acte. L'acte se définit par ce qu'il produit, à savoir un changement, de la nouveauté.

Une des difficultés dans l'interdisciplinarité est de pouvoir argumenter en quoi certaines actions sont spécifiques aux infirmières, et où se situe la limite de ces interventions, c'est-à-dire quand et sur quels critères passent-elles le relais à un autre professionnel (une autre discipline)? Est-ce d'ailleurs un relais ou une complémentarité dans le prendre soin?

SOIGNANTS ET PSYCHOLOGUES : QUELLES COMPLÉMENTARITÉS?

Les soignants écoutent et cette écoute a fonction de soutien psychologique. Les patients en témoignent, c'est de leur médecin et des soignants qu'ils attendent un soutien, d'abord, essentiellement.

À partir de cette écoute et de ses compétences professionnelles spécifiques, chaque professionnel pourra mettre en œuvre une relation d'aide.

Le psychologue n'est pas là pour écouter à la place des soignants et sa fonction ne constitue pas, non plus, une écoute en plus. Alors en quoi est-ce différent de l'écoute des soignants?

Elle est spécifique et complémentaire parce qu'au-delà des effets de soulagement liés à la parole, le travail du psychologue vise le changement du rapport du sujet à ce qui le fait souffrir – c'est-à-dire qu'il arrive à s'en débrouiller autrement et plutôt mieux bien sûr, qu'il puisse élaborer ses réponses aux questions et aux impasses dans lesquelles il est pris – avec ce qu'il sait et ne sait pas de lui.

La clinique du psychologue est centrée non pas sur l'histoire du sujet mais sur le rapport qu'il entretient à cette histoire. Elle s'intéresse à ce qui a fait, pour lui, trauma, aux ratages (lapsus, actes manqués, oublis…) et à l'énigme (rêves, symptômes) c'est-à-dire aux manifestations de l'inconscient. Inconscient qui fait que ce que nous demandons n'est pas ce que nous désirons, que ce que le patient demande n'est pas ce qu'il désire. Le psychologue ne répond pas à la demande, il fait en sorte qu'elle puisse se déployer. Par exemple : un patient demande des informations sur son état de santé, le diagnostic, etc. Il demande, il insiste auprès des soignants, du psychologue, il se plaint de ce que le médecin ne lui dit rien, mais ne lui adresse surtout pas ces questions. Le psychologue se gardera bien d'une part d'aller demander des comptes au médecin « Mais enfin, dites lui ! » et d'autre part de pousser le sujet à aller demander. Il l'aide plutôt à repérer pourquoi il demande là où il est sûr de ne pas avoir de réponse, comment il se débrouille dans sa relation avec le médecin. Le plus souvent, ce travail d'élaboration permet au patient de découvrir qu'au fond il a peur de la réponse, qu'il n'est pas si sûr qu'il désire savoir.

La fonction psychologue veille aussi à ce que les symptômes présentés par un patient ne soient pas systématiquement estampillés « origine psychologique ». Par exemple : une dame vient en entretien, poussée par son entourage et diagnostiquée « dépressive ». Elle est déprimée mais pas seulement. De temps en temps elle emploie un mot à la place d'un autre. C'est la définition du lapsus. En général après un lapsus nous rions ou nous sommes troublés ou surpris – ou bien on ne s'y arrête pas voire on ne l'entend pas, on n'en veut rien savoir. Or cette dame se plaignait de ce symptôme, elle le trouvait « pénible ». Ces substitutions de mots n'avaient pas valeur de lapsus. La psychologue l'a réorientée vers son médecin à qui elle a transmis une évaluation. L'apparition d'une tumeur cérébrale a été diagnostiquée. La fonction du psychologue dans l'interdisciplinarité concerne donc aussi le diagnostic différentiel (souvent difficile à poser) entre atteinte organique et symptôme psychique.

Le psychologue évalue et oriente lorsqu'une problématique ne concerne pas le champ de sa clinique.

COMMENT REPÉRER QUE CE PATIENT A BESOIN D'UN PSYCHOLOGUE ? COMMENT LE DIRE À LA PERSONNE ?

Comment orienter vers le psychologue ? L'orientation constitue un temps de travail avec le patient, fait partie intégrante de la prise en charge de chaque professionnel. Elle consiste à aider la personne à repérer pourquoi il serait intéressant pour elle de rencontrer un psychologue.

Tout d'abord, on lui précisera les éléments qui vous amènent à lui faire cette proposition. il convient donc que les soignants soient eux-mêmes au clair avec une évaluation. C'est un travail préalable que les soignants peuvent mener avec le psychologue en réfléchissant à la question : Quelles sont les indications de l'orientation ?

Ensuite, il faut définir les limites de l'aide que peuvent apporter les soignants et assurer la personne que ce n'est pas parce qu'elle va « parler avec le psychologue » que la relation instaurée avec le soignant va s'arrêter. Passer le relais ne veut pas dire se dégager de la position que nous avons à soutenir auprès du patient.

Reconnaître les limites de chacun (personne malade, proche, soignant), tout en facilitant l'émergence de l'expression de sa souffrance, est une aide probable à mieux entendre cet appel à autrui que représente souvent la souffrance. La proximité de la mort, la répétition de situations complexes, la rencontre de personnes vulnérables en souffrance psychique, sociale et spirituelle font que les professionnels en soins palliatifs s'interrogent (comme d'autres équipes) sur comment aider, soulager, accompagner au mieux ces personnes. L'interdisciplinarité est une des réponses possibles. Le travail de réflexion effectué par chaque professionnel pose les bases nécessaires d'un ouvrage à poursuivre. Il apparaît que si chacun peut définir le champ relationnel lié à sa fonction, il est encore difficile d'appréhender celui de l'autre et de saisir la complémentarité des différents professionnels dans le champ de la relation d'aide.

Conclusion

Cet ouvrage est issu de la réflexion d'un groupe de professionnels en soins infirmiers qui travaillent, pour la plupart en soins palliatifs, mais venant aussi d'horizons différents. Des professionnels de santé scolaire et d'entreprise ont enrichi la réflexion. Cette mise en lien permet de poser les bases communes sur ce qu'est la relation d'aide infirmière en services généraux : sur quelles valeurs, quelles formations, sur quels textes professionnels les infirmières s'appuient pour la pratiquer.
La relation d'aide donne toute sa dimension au rôle autonome infirmier et permet de ne plus subir la dichotomie soins techniques/soins relationnels mais bien d'en faire une intervention globale qui vise à prendre soin. Elle est un processus qui se construit autour de l'être humain en demande d'aide, de l'expérience et de la compétence de l'infirmière et de la situation du moment. C'est en partie pour cette raison que la pratique de la relation d'aide n'est pas linéaire, mais évolutive dans l'adaptation à l'autre. Elle fait appel au raisonnement clinique de l'infirmière, basé sur des concepts et des outils, tout en lui laissant une grande part de créativité, circonstancielle liée à l'imprévu. Aussi, les infirmières du groupe ont souhaité, même si les textes et les concepts sont incontournables, décrire la relation d'aide autour d'une réalité pratique en mêlant théorie et vécu au quotidien.
Ce livre n'est donc pas une liste de conduites à tenir en relation d'aide mais des réflexions à partir de situations de terrain. Cette approche met en évidence la pratique infirmière au quotidien dans plusieurs champs et domaines de travail. De ce fait, elle permet une meilleure connaissance et reconnaissance de la relation d'aide par les infirmières, les autres professionnels et les institutions de santé.
Le travail des autres professionnels de santé montre des valeurs communes dans le prendre soin en soins infirmiers, mais il est nécessaire de poursuivre ces réflexions, de les creuser, de les ouvrir à d'autres professionnels et aux bénévoles d'accompagnement… de s'enrichir des autres champs de la santé pour approfondir ce travail en interdisciplinarité.
C'est un travail nécessaire pour le fonctionnement optimal en interdisciplinarité dans l'intérêt des personnes qui font appel à ces équipes.

BIBLIOGRAPHIE

OUVRAGES INFIRMIERS

ARCAND M., BRISSETTE L., *Prévenir l'épuisement en relation d'aide : guide d'autoformation*, Gaëtan Morin éditeur, 1994.

AKNIN N., SION M.-A., JOURNIAC C., SCHABANEL H., *Soins infirmiers II – démarches relationnelles et éducatives, initiation à la recherche*. Nouveaux cahiers de l'infirmière – Éditions Masson, 1998.

BENNER P., *De novice à expert*, InterÉditions, Paris, 1995.

CARPENITO L.-J., *Manuel de diagnostics infirmiers*, 9e édition, Éditions Masson, Paris, 2003.

CHALIFOUR J., *La relation d'aide en soins infirmiers, une perspective holistique, humaniste*, Éditions Lamarre, Paris, 1989.

CHALIFOUR J., *Exercices et réflexions sur la relation d'aide*, Éditions Gaëtan Morin et Lamarre, Boucherville, Canada, 1993.

Classification des interventions en soins infirmiers, CISI-NIC, traduction C. DEBOUT, validé par l'ANFIIDE, IOWA Intervention Project, Éditions Masson, Paris, 2000.

Classification des résultats en soins infirmiers, JOHNSON M., MAAS M., CRSI-NOC, Éditions Masson, Paris, 1999.

COLLIÈRE M.-F., *Promouvoir la vie*, InterÉditions, 1982.

COLLIÈRE M.-F., *Soigner… Le premier art de la vie,* 2e édition, Masson, 2001.

DAYDÉ M.-C., *Regard sur la profession d'infirmière libérale,* Éditions Lamarre, 2007.

Dictionnaire des soins infirmiers, sous la direction de R. MAGNON et G. DECHANOZ, Édité par l'AMIEC, mai 1995.

DUBOYS-FRESNEY C., PERRIN G., *Le métier d'infirmière en France,* « Que sais-je ? », 4e édition, PUF, Paris, mars 2005.

FOUCAULT C., *L'art de soigner en soins palliatifs, perspectives infirmières*, les Presses de l'université de Montréal, Montréal, 1995.

Guide du service de soins infirmiers, « Terminologie des soins infirmiers », N° 3, série soins infirmiers, circ N° 152, du 30/06/1986.

Guide du service de soins infirmiers, « Typologie des actes de soins infirmiers, relatifs au rôle propre de l'infirmière », N° 5, série soins infirmiers, circ N° 204 du 1/09/1987.

HENDERSON V., *Principes fondamentaux de soins infirmiers*, publié pour le Conseil International des infirmières par S. KARGER BASEL, 1969.

HENDERSON V., *La nature des soins infirmiers*, InterÉditions, Paris, 1994.

LAZURE H., *Vivre la relation d'aide. Une approche théorique et pratique d'un critère de compétence de l'infirmière*, Éditions Decarie, Québec, 1987.

MAILLET J., *Qualité des soins et de la relation, communication entre partenaires de soins*, Éditions Lamarre, 1992.

MAGNON R., *Les infirmières : identité, spécificité et soins infirmiers – le bilan d'un siècle,* Édition Masson, 2003.

PEPLAU H., *Relations interpersonnelles en soins infirmiers*, InterÉdition, Paris, 1995.

PHANEUF M., *Soins Infirmiers : La démarche scientifique, orientation vers le diagnostic infirmier*, Éditeurs McGraw-Hill, Canada, 1985.

POLETTI Rosette, *Les soins infirmiers théories et concepts,* Infirmières d'aujourd'hui, Le Centurion, Paris, 1976.

POLETTI R., Paratte, *Réflexologie*, Éditions Sophia, Genève, 1987.

RIZZO PARSE R., *L'humain en devenir, Nouvelle approche du soin et de la qualité de vie*, Éditions De Boeck, Québec Canada, 2003.

ROY C, *Introduction aux soins infirmiers : un modèle d'adaptation*, Éditions Lamarre, Paris, 1986.

SFAP, collège soins infirmiers, *L'infirmière et les soins palliatifs : Prendre soin, éthique et pratiques*, Éditions Masson, Paris, 1999, 2002, 2005.

WATSON J., *Le caring*, Éditions Seli Arslan, Paris, 1999.

OUVRAGES DIVERS

AUGER L., *Communication et épanouissement personnel : la relation d'aide*, Éditions de l'Homme, Ottawa, 1972.

AMIEL-LEBIGRE F., COGNALONS-NICOLET M., *Entre santé et maladie*, PUF, Paris, 1993.

BALINT Michael, *Le médecin, son malade et la maladie*, Payot, 1996.

BERNARD A.-M., *La relation d'aide en service social*, Erès, Toulouse, 2002.

BILODEAU G., *Traité de travail social*, Éditions ENSP, 2005.

BIOY A., MAQUET S., *Se former à la relation d'aide*, Dunod, Paris, 2003.

BIOY A., BOURGEOIS F., NÈGRE I., *Communication soignant/soigné : repères et pratiques*, Bréal, Rosny, 2003.

BRUCHON SCHWEITZER M., DANTZER R., *Introduction à la psychologie de la santé*, PUF, Paris, 1994.

BUCKMAN R., *S'asseoir pour parler, l'art de communiquer de mauvaises nouvelles aux malades*, InterÉdition, Paris, 1994.

CARKHUFF ROBERT R., *L'art d'aider*, les Éditions de l'Homme, Montréal, 1988.

CYRULNICK B., *Un merveilleux malheur*, Odile Jacob Poche, 2002.

DE ROBERTIS C., *La relation d'aide en travail social*, Éd. Bayard, Paris, 1993.

DE ROBERTIS C, *Méthodologie d'intervention en travail social*, Collection Socio-guides, Éd. Le Centurion, Paris, 1981.

GARBARINI J., *Relation d'aide et travail socia*l, Collection Actions Sociales, Éd. ESF, 1997.

GARNIER J.-F., *Assistante sociale : pour la redéfinition d'un métier.* Essai anthropo-sociologique sur le service social, collection Logiques sociales, Éditions L'Harmattan, Paris, 1999.

GERMAIN-THIANT M., GRÉMILLET-PARENT M., *La relation à l'autre, l'implication distanciée*, Chronique socio, Lyon, mars 2002.

GOUHIER A., *La relation d'aide*, Presses universitaires de Nancy, collection forum de l'IFRAS, 1993.

HALL E., *La nouvelle communication*, Éditions du Seuil Folio Essais, Tours, 1981.

HAUTECOUVERTURE M., *Médecine, on brade!*, Édition Le Pommier, 2000.

HÉTU J.-L., *La relation d'aide : éléments de base et guide de perfectionnement*, 3e édition, Éditions Gaëtan Morin et Lamarre, Boucherville, Canada, 1994.

KAEPPELIN P., *L'écoute : mieux écouter pour mieux communiquer*, Éditions ESF, Paris, 1987.

KOURILSKY F., *Du désir au plaisir de changer*, InterÉditions, 1995.

LEDUC Y., *Déontologie de la relation à l'usager, Dans les services et établissements sociaux*, collection Action Sociale, Éd. Dunod, 2000.

MANOUKIAN A., MASSEBŒUF A., *La relation soignant/soigné*, 2e édition, collection Pratiquer, Éditions Lamarre, Paris, 2001.

MICOUD A., PERONI M., *Ce qui nous relie*, Éditions de l'Aube, 2000.

MONHARDT B., PAPILLON P., THIRION J.-P., *Les soignants et la communication pratique*, Éditions Lamarre, Rueil-Malmaison, 2000.

MUCCHIELLI R., *L'entretien de face à face dans la relation d'aide*, Éditions ESF, Paris, 1992.

PAGÈS M., *L'orientation non directive en psychothérapie et en psychologie sociale*, Dunod, Paris, 1965.

PAULHAN I., BOURGEOIS M., *Stress et coping, les stratégies d'ajustement à l'adversité*, PUF, Paris, 1995.

PERSONNE M., *Soigner les personnes âgées à l'hôpital : la formation à la relation d'aide*, coll. formation-travail social, Privat, 1991.

PILLOT J., *Relation d'aide et travail socia*l, Édition ESF, 1997.

REXAND-GALAIS F., *L'entretien d'aide sociale, techniques de l'écoute et pratiques de l'entretien*, coll. Diplômes Secteur social, Éditions Vuibert, 2002.

ROGERS C., *La relation d'aide et la psychothérapie*, collection formation permanente, Éditions ESF, Paris, 1998.

ROGERS C., *Les groupes de rencontres*, Dunod, Paris 1973.

RUSZNIEWSKI M., *Face à la maladie grave, patients, soignants, famille*s, Éditions Dunod, Paris, 1995.

SALOMÉ J., *Relation d'aide et formation à l'entretien*, Presses universitaires de Lille, 1987.

SALOMÉ J., *T'es toi quand tu parles – Jalons pour une grammaire relationnelle*, Albin Michel, Paris, 1992.

SAINT-MARTIN C., *Être assistante de service social, Effets de positions et dynamique des pratiques en organisation*, collection Logiques sociales, Éditions L'Harmattan, Paris, 1999.

SCHALLER J.J., *Accompagner la personne en difficulté*, Paris, Éditions Dunod, 1999.

TRAVIS John, W. *Wellness Workbook.* Mill Valley, calif. : Wellness Research Center, 1977.

TREMBLAY L., *La relation d'aide, développer des comportements pour mieux aider,* Chronique sociale de Lyon, Éditions Saint-Martin, Montréal, 2001.

TOURETTE-TURGIS C., *Le Counseling*, « Que sais-je ? », n° 3133, Presses Universitaires de France, Vendôme, 1996.

WINNICOTT D., *Conversations ordinaires*, Édition Gallimard, Paris, 1988.

ZARIFIAN P., *Objectif compétence, pour une nouvelle logique*, Collection Entreprise et Carrières, Éditions Liaisons, Paris,1999.

ARTICLES

AHERN E., *L'humour a-t-il sa place en relation d'aide?*, L'infirmière du Québec, n° 6 juillet-août 1995.

Alternative santé, L'impatient, n° 269, *Apprendre à communiquer*, juillet, août 2000.

BARANES M.-F., *La relation d'aide*, L'infirmière magazine, N° 178-2003/01, pages 38 à 39.

BARBIER D., « *Le syndrome d'épuisement dans la relation d'aide* (1) », revue Soins psychiatrie, numéro 210, septembre-octobre 2000, pages 38 à 41.

BARBIER D., « *Le syndrome d'épuisement dans la relation d'aide* (2) », revue Soins psychiatrie, numéro 211, novembre-décembre 2000, pages 33 à 37.

BAUDRAND S., *À propos de la relation d'aide,* Objectif soins, N° 19-1994/01, pages 41 à 44.

BERNARD M.-F., *La relation d'aide, Collaboration entre les infirmières de l'unité mobile de soins palliatifs et les soignants des services cliniques*, Soins formation pédagogie encadrement, N° 27, 1998.

BERNARD M.-F., *Qualité de soi, qualité des soins : quels liens, quelles limites ?*, revue de l'aide soignante, n° 11, spécial EDIFORM, 1998.

BOUGON B., *Le risque de transfert amoureux dans la relation accompagnante*, Revue Jalmalv n° 37, juin 1994, pages 44 à 50.

BOUTINET J.-P., *Accompagner, une idée neuve en éducation,* Les cahiers pédagogiques, n° 393, 2001, pages 11 à 13.

BILLE M., *Pour une éthique de la relation d'aide*, Gérontologie, N° 127620036 pp. 30636.

CYRULNIK B., *Résilience et relation d'aide*, Perspective soignante, N° 17-2003/09, pages 32 à 46.

CIVRAIS I., *La relation d'aide est un soin*, Objectif soins N° 60, 1998/01, pages 2 à 7.

DUCLOU D., *La compassion dans les soins infirmiers*, Infokara n° 60, 4/2000, pages 37 à 44.

FABRÉGAS B., *Prendre soin de soi pour prendre soin de l'autre*, Soins, avril 1993.

FAVRE D., *Accompagner la déstabilisation cognitive et affective,* Les cahiers pédagogiques, n° 393, 2001, pages 14-15.

FORSYTH G. L., *Analyse du concept d'empathie : illustration d'une approche*, recherche en soins infirmier, N° 58, N° spécial-1999/09, pages 46 à 53.

GAUDEL D., *La formation par les pairs*, soins cadres, n° 49, février 2004, pages 69-70.

GARNIER J.-F., *Aux fondements du travail social. Réflexion sur la relation d'aide*, dossier : travail social : l'individu, le groupe, le collectif, informations sociales, N° 83-2000, pages 14 à 25.

GÉRARD J.-L., *De la relation d'aide à la relation thérapeutique*, Soins psychiatrie, mai 1994, pages 28 à 34.

GOUTTARD-DOJAT V., *Variations et articulations de la technique et de l'aide au patient dans le travail infirmier*, ARSI, Recherche en soins infirmiers, N° 37, Juin 1994.

GUCHER C., *De la relation d'aide à la notion de partenariat : le rôle et la responsabilité des professionnels face à la personne aidée et aux aidants naturels*, Gérontologie, N° 96-1995, pages 41 à 46.

JACQUEMIN N., ZAOUI E., *Le personnel soignant : qu'en est-il de l'apprentissage de la relation d'aide ?*, Gérontologie et société, N° 89, 1999/06, pages 77 à 83.

KOLB D., *Apprendre par l'expérience*, les cahiers de l'Éducation permanente, n° 100-101, p 16.

KOURILSKY F., *De la relation d'aide à la relation d'entraide : motiver le patient à coopérer*, Perspective soignante n° 2, Septembre 1998, pages 74 à 88.

LAMBOY G., *Le focusing dans la relation d'aide, dossier : approche technique de l'entretien, S*anté mentale, N° 79-2003/06, pages 62 à 63.

LECOMTE J., *L'éducation porte ouverte sur le sens,* Éduquer et Former, dirigé par Ruano-Borbalan, Édition Sciences Humaines, Dijon-Quetigny, 1998, pages 217 à 222.

LEPAIN C., NECTOUX M., *Entretien d'aide, relation d'aide infirmière*, Santé Mentale, N° 65, février 2002.

Le souci de l'autre, Dossier revue Sciences Humaines, numéro 177, décembre 2006.

Le travail social, La Documentation Française, n° 890, 7/2003, 118 p.

MALABŒUF L., *La relation soignant/soigné : du discours au passage à l'acte*, Soins formation-pédagogie, encadrement, n° 4, 1992.

MALHERBE J.-F., *Violence, mensonge et vérité dans la relation d'aide*, Soins cadre N° 37-2001/03, pages 50 à 53.

MALHERBE J.-F., *La réciprocité dans les relations d'aide. Petite philosophie du prendre soin*, Perspective Soignante, 2000, n° 8, pages 84 à 104.

NECTOUX M., BERNARD M.-F., GUILLAUME O., DELORME A., *La relation d'aide*, in Manuel de soins palliatifs, ouvrage coordonné par Jacquemin Dominique, Éditions Dunod, Paris, 2001.

PHANEUF M., *La communication et la relation d'aide : éléments de compétence de l'infirmière*, Revue Nursing Québec, Janvier/février, Mars/avril, Juillet/août 1982.

PERRIER-GUSTIN, *Relation d'aide en radiologie*, le manipulateur d'imagerie médicale et de radiothérapie, N° 36-2000/03, pages 54 à 59.

PICHAUD C., *Vivre une relation d'aide : manuel du bénévole*, Chronique sociale Lyon, comprendre les personnes, 2001.

PLOTON L., *De la relation de guidance à la relation d'aide,* N° 114-2000, pages 35 à 39.

PRAHIN J.-J., *Émotions de soignant, émotions de soigné*, Soins n° 634, avril 1999.

Quelques conseils pour une meilleure relation d'aide en maison de retraite, anonyme, L'aide soignante, N° 14-2000/03, p. 21.

Revue Informations Sociales, *Travail social : l'individu, le groupe, le collectif,* Caisse Nationale des Allocations Familiales, n° 83, 2000, pages 14 à 20.

SIFFERT M., *Une relation d'aide dans l'acte médical*, Revue de Laennec, octobre 1994.

TURBIAUX D., *La relation d'aide thérapeutique à partir de l'étude d'interactions*, Soins-formation-pédagogie-encadrement, N° 4-1992, pages 8 à 10.

WALTER B., *Le savoir infirmier – Construction, évolution, révolution de la pensée infirmièr,* collection Recherche infirmière, Édition Lamarre, Mai 1992.

CONFÉRENCES

POLETTI R., *Communication et relation d'aide,* les conférences du CRERSI, Montpellier 26 janvier 1990.

SFAP, *Soins palliatifs : place des soins infirmiers dans l'interdisciplinarité,* Journée régionale du collège soins infirmiers, SFAP Midi-Pyrénées, Toulouse, octobre 2001.

MÉMOIRE

SALABARAS-CLERGUES E., *La relation d'aide infirmière, optimisation du soin infirmier auprès des personnes malades et des familles en Unité de soins palliatifs*, décembre 2003.

RECHERCHE

CHU Montpellier, Recherche en soins infirmiers, UMSP 1997-2004.

ANNEXE 1 : MÉTHODOLOGIE UTILISÉE POUR L'ANALYSE DU CONCEPT

Recherche documentaire

Le groupe a fait une première recension des écrits dans la littérature infirmière, philosophique, médicale, psychologique et sociale :

Documentation centrale des hospices civils de Lyon

Centre national François Xavier Bagnoud

IRTS de Poitiers

Internet notamment pour la littérature canadienne; mots clés : relation d'aide, relation soignant-soigné, communication, entretien

Contacts directs, par téléphone ou Internet de personnes ressources sur le territoire français et en Suisse

Les membres du groupe se sont réparti les recherches selon leurs ressources et lieux de travail.

Analyse de concept selon Walker et Avant

Après ce premier recensement bibliographique (86 références), le groupe a souhaité recadrer son travail avec davantage de rigueur, mieux coordonner ses réflexions. Il a choisi la méthodologie d'analyse de concept selon Walker et Avant (formation du groupe en septembre 2003 par Christophe Debout, cadre de santé, doctorant en soins infirmiers, formateur ISIS, président de l'ANFIIDE).

Méthodologie de Walker et Avant

L'analyse de concept selon la méthodologie de Walker et Avant est une stratégie qui permet d'examiner les attributs caractéristiques d'un concept, de le définir. C'est définir ce qu'il « est » et ce qu'il « n'est pas ». C'est une approche qualitative, un processus de recherche dynamique, non linéaire qui oblige à des allers et retours entre les différentes étapes qui s'enrichissent au fur et à mesure. La recherche documentaire est variée, tous les sens possibles du concept doivent être explorés dans une approche transdisciplinaire.

La méthode se décline en 8 étapes :

Sélectionner le concept

Déterminer les objectifs de l'analyse

Identifier toutes les utilisations du concept rencontrées

Déterminer les caractéristiques du concept

Construire un cas d'étude

Construire des contre-exemples

Identifier les antécédents du concept et mettre en évidence les conséquences du concept

Définir les référents ou indicateurs empiriques ce qui permet de « tracer » l'existence du concept dans la réalité

Mise en pratique de l'analyse de concept par le groupe

Le thème et les objectifs étant déterminés, 74 références bibliographiques ont été sélectionnées et analysées selon une grille de lecture (testée par tous les membres du groupe sur 2 références bibliographiques communes) :

Définition : concept, cas d'études, relation d'aide infirmière...

Contre-définition : concepts proches, avoisinants, « la relation d'aide n'est pas. »

Antécédents : prérequis, historique, corpus enseignant, compétences professionnelles et/ou supplémentaires, valeurs professionnelles de l'aidant, philosophie, postulats, démarche clinique infirmière...

Caractéristiques : signes, diagnostics infirmiers, moyens, attitudes, savoir-faire, qualités activées, reprise de certains éléments des antécédents avec un verbe actif, en terme de processus.

Conséquences : bénéfices pour les bénéficiaires, résultats obtenus pour l'aidé et l'aidant, environnement propice, objectifs, buts à atteindre.

Dans le cas de cette analyse bibliographique :

- les étapes 4, 6 et 7 de la méthodologie ont été faites en parallèle;
- les données, les indicateurs ont été classés au fur et à mesure;
- de ce fait la détermination des caractéristiques reste dynamique durant tout le processus de recherche.

Ce travail de lecture a permis :

de mettre en évidence les attributs communs de la relation d'aide avec d'autres concepts voisins (notamment dans les antécédents, comme par exemple les qualités humaines, l'écoute...);

de les différencier en réduisant et en mettant en évidence les éléments fondamentaux de la relation d'aide (compétences à développer, conditions requises, contrat...).

Après une première recension des écrits, le document de synthèse a évolué et a fait l'objet de 5 synthèses.

Un cas d'étude est construit et illustre les caractéristiques de la relation d'aide infirmière.

Dans cette étude, d'autres professionnels en soins palliatifs de la SFAP ont été sollicités dans la réflexion de la définition de la relation d'aide selon leur champ de compétence (assistantes sociales, médecins et psychologues) et l'illustrent par des cas cliniques pour faire la différence avec la relation d'aide infirmière et préciser encore davantage le concept étudié. Il faut toutefois noter qu'il s'agit à chaque fois d'un éclairage ou d'un témoignage qui n'a pas suivi la même méthodologie rigoureuse que le groupe infirmier.

Méthode Delphi

Le groupe a aussi choisi la méthode de travail Delphi. L'objectif est d'obtenir un consensus du groupe pour toutes les rubriques. Le travail de recherche est réparti au sein du groupe.

Un pilote (É. Salabaras-Clergues) centralise les données, coordonne et synthétise le travail du groupe.
Les 12 membres du groupe sont issus de 9 régions différentes. Une large utilisation d'Internet permet les allers-retours avec synthèses progressives de la coordinatrice avec dates buttoirs. Des réunions téléphoniques ponctuelles permettent de répondre à des questions dans l'immédiateté et d'avancer dans le travail de recherche.
Des réunions physiques sont nécessaires pour faire des mises au point sur l'avancée du travail, redéfinir les objectifs à court terme, redistribuer le travail de recherche et/ou de rédaction.

Enquêtes

En parallèle à l'analyse bibliographique, deux enquêtes ont été menées selon une grille d'analyse :
La première a consisté à analyser 87 dossiers infirmiers pour repérer comment les infirmières transmettent leur activité relationnelle (malades suivis par une EMSP pour les 5 jours précédents leur intervention).
La deuxième a permis de recenser auprès d'enseignants d'IFSI des 9 régions comment est enseignée la relation d'aide en formation initiale.

ANALYSE CRITIQUE

La méthodologie de Walker et Avant

Elle est très rigoureuse, exige de bien connaître la démarche et de bien la respecter. Pour cela une formation est nécessaire.
Cette trame méthodologique identique est très aidante dans le classement des données et la clarification du concept. Elle permet d'être efficace en évitant de se disperser.
Ce mode de recherche demande du temps, de prendre son temps pour ne pas rester dans le flou, de la disponibilité.

La recherche bibliographique

L'analyse du concept s'est faite sur un échantillon assez large au point de vue bibliographique, les résultats obtenus ne sont pas exhaustifs mais peuvent être reconnus issus d'une méthodologie de recherche validée et non contestable.
Le groupe a été limité :

– par un manque de moyens financiers pour les ouvrages canadiens;
– par le manque de maîtrise de l'anglais et le risque de contresens.

La densité et la diversité des champs explorés enrichissent cette recherche; cependant, elles apportent beaucoup de concepts proches ou de contre-définitions qui ont rendu la clarification du concept difficile.

Les définitions restent floues pour beaucoup et recouvrent des éléments semblables ou forts différents : soins relationnels, aide et soutien psycho logique, relation de soutien, relation d'aide formelle, informelle, relation d'aide thérapeutique, psychothérapeutique, etc. Elles s'appliquent à des situations là aussi diverses et relèvent de la compétence de multiples professionnels. Aucune étude approfondie n'est retrouvée, ni d'analyse conceptuelle de la relation d'aide.

Une souplesse a été adoptée par le groupe autour des résultats obtenus : certaines bibliographies ont été rejetées car jugées trop vagues ou non représentatives, de nouvelles bibliographies récentes ou illustratives ont été incluses dans la recherche.

La méthode Delphi

Elle permet par les allers et retours avec synthèses progressives la construction d'un document consensuel.
L'utilisation d'Internet permet un travail d'équipe à distance.

Les enquêtes

Les échantillons étudiés sont restreints ; les résultats obtenus ne sont pas entièrement significatifs.

ANNEXE 2 : LA RELATION D'AIDE SOCIALE EN SOINS PALLIATIFS

ÉVALUATION SOCIALE DE LA SITUATION

Il s'agit de bien comprendre (pour faire comprendre…) le contexte social, familial, les problèmes administratifs, financiers, affectifs qui pèsent sur la personne, sur ses proches, mais également les atouts possibles dans la situation. L'évaluation sociale et familiale permet d'identifier les besoins d'aide et détermine la prise en charge avec les acteurs et les ressources disponibles. Le concours des associations et des bénévoles est souvent nécessaire. L'écoute, le partage d'informations dans l'équipe et l'orientation seront réalisés dans le respect de la vie privée du patient (veille à l'éthique et la déontologie).

LE SOUTIEN ÉMOTIONNEL

Une écoute compréhensive permet à la personne d'exprimer, de partager ce qu'elle ressent par rapport à ce qu'elle vit, et de se sentir rassurée pour affronter ses difficultés. Il est important de permettre aux personnes confrontées à la maladie grave d'exprimer leurs projets, leurs espoirs comme leurs peurs face au devenir... Les émotions sont de l'énergie qui, libérée, permet de construire... La limite du service social est d'accueillir les émotions, pas de les travailler.

LE SOUTIEN D'ESTIME

Réassurance de la personne sur ses propres ressources et capacités. C'est écouter et reconnaître ses souffrances (tout ce qui est plus difficile à vivre avec la maladie) sans identifier la personne à ses problèmes. C'est favoriser sa prise en considération, le respect de ses projets, et le maintien de ses liens sociaux. L'accompagnement social veille à respecter les convictions du patient, ses opinions philosophiques, religieuses, les conditions de sa dignité et de son intimité, dans la discrétion, la confidentialité.

LE SOUTIEN D'INFORMATION

Mise en relation avec des sources d'information fiables et accessibles, afin de permettre à la personne d'obtenir des repères sûrs, un nouvel éclairage de sa situation, et une visée plus adaptée dans son action (législation sociale, conseils juridiques gratuits...).

LE SOUTIEN MATÉRIEL

Apporter une aide pratique, concrète, face aux difficultés qui dépassent la personne et ses proches, pour débloquer la situation sociale en temps utile (médiation administrative, aide technique ou financière, accompagnement des démarches, procédure d'urgence d'accès aux droits, etc.).

LA PRISE EN COMPTE DES BESOINS SPIRITUELS

Permettre à la personne en soins palliatifs d'aborder ses questions spirituelles (sens de sa vie, peur de la mort, perte de contrôle des événements, aspects religieux, et aussi les questions pratiques autour des obsèques...). Mise en lien avec le soutien le plus adapté, dans le respect de la vie privée du malade et ses proches, et de l'expression de leurs croyances et représentations, pour une relation de confiance et d'engagement.
La relation d'aide en service social est aussi à l'écoute du besoin de transmission (importance pour la personne en fin de vie de manifester ce qu'elle a réalisé dans sa vie, ce qu'elle veut donner y compris au plan symbolique, à qui, comment). Ce travail de succession fait partie des demandes au service social, en soins palliatifs.

L'AIDE AUX AIDANTS

Le soutien social en soins palliatifs, dans le respect des droits du malade et de ses proches, veille aussi à l'entourage (familial ou autre) et se préoccupe également de ce que vivent les soignants de proximité, l'auxiliaire de vie, la tierce personne ou la garde malade...

De plus, l'assistante sociale en soins palliatifs assure une fonction de conseil technique en faveur des services sociaux en demande d'aide, voire de soutien du fait des éléments des situations partagées. Elle participe à la mise à disposition d'une documentation, de la législation en soins palliatifs, à la formation en compagnonnage.

AUTRE OUTIL TECHNIQUE : L'ACTION COLLECTIVE

Le travail social, centré sur la personne demandeuse et son entourage, assure aussi une fonction d'alerte et de sensibilisation pour faire évoluer les réponses de la société aux difficultés.
La relation d'aide en service social de soins palliatifs comprend donc également l'action collective (participation au développement des soins palliatifs; recherche en qualité d'accompagnement).
En soins palliatifs, la prise en compte médico-psycho-sociale de la personne, de son entourage, nécessite des réponses adaptées, rapides, flexibles. L'assistante sociale étant souvent appelée en situation de crise, la recherche d'aide au plan humain, matériel, financier doit pouvoir s'appuyer sur un partenariat sensibilisé, activant les procédures d'urgence adaptées.

Participation aux missions de formation et de recherche, avec l'expertise sociale dans le champ des soins palliatifs
Le service social contribue donc à la sensibilisation aux soins palliatifs, à la formation initiale et continue pour une meilleure prise en compte des besoins des personnes malades et de leurs proches par l'ensemble des professionnels de santé (en sortie d'hospitalisation, meilleur score de retour et maintien à domicile, avec aides adaptées, ou d'admission en établissements de soins de suite...).
Dans le même objectif, l'assistante sociale de soins palliatifs collabore à l'analyse des blocages, à faire remonter les besoins et les propositions pour améliorer l'offre de soins palliatifs (par exemple : démarche de partenariat avec le Conseil Général, la COTOREP, les caisses d'assurance maladie pour accélération d'attribution d'aides à domicile, d'allocation tierce personne, ou d'invalidité). C'est la fonction de veille sociale, pour pointer les difficultés sociales insolubles auxquelles sont confrontés malades et entourages, vulnérables, fragilisés par la maladie grave évolutive, les souffrances de la fin de vie, du deuil. Il s'agit aussi d'une responsabilité professionnelle, force de propositions concrètes, capacité à négocier des solutions innovantes.

ANNEXE 3 : CODE DE DÉONTOLOGIE DE L'ANAS (ASSOCIATION NATIONALE DES ASSISTANTS DE SERVICE SOCIAL) ADOPTÉ À L'ASSEMBLÉE GÉNÉRALE DU 28 NOVEMBRE 1994

PRÉAMBULE

L'ANAS, en tant qu'association professionnelle, mène depuis sa création en 1945, une réflexion constante sur la Déontologie, concrétisée par la parution de deux codes : en 1949 et en 1981. Le Service Social, en tant qu'activité professionnelle distincte et spécifique, est à la fois né du changement et lié aux changements de plus en plus rapides et foisonnants de la Société. Le Code tient compte de ces évolutions et des valeurs fondamentales qui sous-tendent la profession. Il s'appuie sur la Déclaration Universelle des Droits de l'Homme, sur les conventions internationales et sur les textes législatifs en vigueur en France qui mettent en évidence les droits des usagers et le respect du droit à la vie privée. Ce Code est destiné à servir de guide aux Assistants de Service Social dans l'exercice de leur profession. Ses dispositions s'imposent à tout adhérant de l'Association, titulaire du diplôme d'Etat d'Assistant de Service Social ou étudiant en Service Social.

TEXTES DE RÉFÉRENCE

Vu :

la Déclaration Universelle des Droits de l'Homme de l'ONU du 10 décembre 1948;

la convention de Sauvegarde des Droits de l'Homme et des Libertés Fondamentales du Conseil de l'Europe, Rome, 4 novembre 1965;

la Charte Sociale Européenne signée à Turin le 18 octobre 1961, entrée en vigueur le 26 février 1965;

la Convention des Nations Unies relative aux Droits de l'Enfant du 20 novembre 1989;

le Code de la Famille et de l'Aide Sociale : art. 218 à 229 (art. 218, J.O. du 20/1/1991) sur les conditions d'exercice de la profession;

le Code Pénal : art. 226-13 sur le respect du secret professionnel; art. 226-14 sur les dérogations légales (J.O. du 23/7/1992);

le Code Civil : art. 9 (loi du 17 juillet 1970) sur le respect de la vie privée;

la loi n° 78-17 du 6 janvier 1978 relative à l'informatique, aux fichiers et aux libertés;

la loi n°78-753 du 17 juillet 1978 dont le titre I porte sur la liberté d'accès aux documents administratifs, complétée par la loi n° 79-587 du 11 juillet 1979 relative à l'amélioration des relations entre l'administration et le public;

le Code International de Déontologie des Assistants de Service Social adopté par la F.I.A.S., Assemblée Générale, SRI-LANKA, août 1994;

la définition du Service Social donnée en 1959, par la division des Affaires Sociales des Nations Unies;
L'Assistant de Service Social est au service de la Personne Humaine dans la Société. Son intervention vise :
à l'épanouissement et à l'autonomie des personnes, groupes ou communautés
au développement des potentialités de chacun en le rendant acteur de son propre changement
à l'adaptation réciproque Individus/Société en évolution.
L'Assistant de Service Social participe au développement social en apportant son concours à toute action susceptible de prévenir les difficultés sociales et d'améliorer la qualité de la vie.
L'Assistant de Service Social engage sa responsabilité à l'égard :
des personnes auxquelles s'adresse son activité
des lois régissant sa profession
des institutions au sein desquelles la profession est exercée.
L'organisation et la pratique de la profession s'inscrivent dans le cadre des institutions et de la législation en vigueur. La formation continue, du fait de l'évolution des connaissances et de la société, s'impose à tout Assistant de Service Social comme une nécessité.

TITRE I : PRINCIPES GÉNÉRAUX ET DEVOIRS

Art.1 – De la dignité de la personne
Le respect de la personne fonde, en toute circonstances, l'intervention professionnelle de l'Assistant de Service Social.
Art. 2 – De la non-discrimination
Dans ses activités, l'Assistant de Service Social met sa fonction à la disposition des personnes, quels que soient leur race, leur couleur, leur sexe, leur situation, leur nationalité, leur religion, leur opinion politique et quels que soient les sentiments que ces personnes lui inspirent.
Art. 3 – De la confidentialité
L'établissement d'une relation professionnelle basée sur la confiance fait de l'Assistant de Service Social un « confident nécessaire » reconnu comme tel par la jurisprudence et la doctrine.
Art. 4 – Du secret professionnel
L'obligation légale de secret s'impose donc à tous les Assistants de Service Social et étudiants en service social, sauf dérogations prévues par la loi.
Art. 5 – De la protection et de la communication des données nominatives
L'Assistant de Service Social doit toujours veiller à la protection du dossier de l'usager et avoir conscience que ce dossier est communicable à la personne concernée. La constitution des dossiers doit tenir compte des dispositions légales sur l'accès aux documents administratifs.
Art. 6 – L'introduction et le développement des technologies modernes de recueil et de traitement des informations, imposent à l'Assistant de Service Social de se préoccuper, dès la phase de conception d'un projet, des règles de conservation et de recoupements, au regard du respect de la vie privée des individus et des familles.

Art. 7 – De l'indépendance et de la liberté
L'Assistant de Service Social ne peut accepter d'exercer sa profession dans des conditions qui compromettraient la qualité de ses interventions. Il doit donc être attentif aux formes et conditions de travail qui lui sont proposées et aux modifications qui pourraient survenir.
Tenant compte de la nature et des objectifs de l'organisme employeur, il s'assure qu'il peut disposer de l'autonomie nécessaire :
pour choisir la forme de ses interventions et les moyens à employer
pour décider de la poursuite ou de l'arrêt de son action.
Art. 8 – L'Assistant de Service Social ne peut, en aucun cas, utiliser sa fonction à des fins de propagande. Il ne peut s'en servir pour procurer ou tenter de procurer à qui que ce soit, des avantages injustifiés ou illicites. L'Assistant de Service Social salarié ne peut accepter des personnes ressortissant de son champ d'activité professionnelle, une rémunération pour services rendus.
Art. 9 – De la compétence
L'Assistant de Service Social a l'obligation de compétence, c'est-à-dire :
maîtriser sa pratique professionnelle et tendre constamment à l'améliorer
développer ses connaissances
être vigilant quant aux répercussions que peuvent entraîner ses interventions dans la vie des personnes et celle des institutions.

TITRE II : DEVOIRS ENVERS LES USAGERS

A – Intervention directe auprès des usagers

Art. 10 – Lorsqu'il intervient, l'Assistant de Service Social procède à une évaluation aussi complète que possible avant de proposer une réponse à la demande formulée.
Art. 11 – L'Assistant de Service Social doit rechercher l'adhésion des intéressés à tout projet d'action les concernant, en toutes circonstances et quelle que soit la façon personnelle dont ils peuvent exprimer leur adhésion.
Art.12 – L'Assistant de Service Social informe les intéressés des possibilités et des limites de ses interventions, de leur conséquences, des recours possibles.
Art. 13 – Toute action commencée doit être poursuivie. L'Assistant de Service Social doit faire le nécessaire pour éviter les conséquences fâcheuses qui pourraient résulter de l'interruption de son action.
Art. 14 – L'Assistant de Service Social doit aux personnes qui s'adressent à lui une aide d'une durée aussi longue que l'exige la situation, en dépit des difficultés rencontrées et quels que soient les résultats obtenus.
Il ne doit pas s'imposer lorsque son aide n'est plus nécessaire.
Art. 15 – L'Assistant de Service Social ne doit pas accepter d'intervenir, ni de fournir des renseignements dans un but de contrôle.
Art. 16 – Lorsque, dans l'exercice de ses fonctions, l'Assistant de Service Social constate une fausse déclaration, il lui appartient d'en faire prendre conscience à ceux qui en sont les auteurs, mais il n'a pas à les dénoncer.
Art. 17 – L'Assistant de Service Social ne doit ni déposer, ni témoigner en justice pour tout ce dont il a pu avoir connaissance du fait ou en raison de sa

profession – obligation confirmée par la jurisprudence – et garde cependant, aux termes de la loi, selon les dispositions du Code Pénal, la liberté de témoigner dans les cas de dérogation au secret professionnel.

B – Interdisciplinarité et partenariat

Art. 18 – La situation de l'usager impose souvent la nécessité soit d'une concertation interdisciplinaire, soit de faire appel à un dispositif partenarial mettant en présence des acteurs sociaux diversifiés ou de multiples institutions. L'Assistant de Service Social limite alors les informations personnalisées qu'il apporte aux seuls éléments qu'il estime strictement indispensables à la poursuite de l'objectif commun, dans le respect des articles 11 et 12 du présent Code.
Art. 19 – Dans ces instances, l'Assistant de Service Social veille plus particulièrement à la confidentialité des informations conformément au droit des usagers.
Art. 20 – L'Assistant de Service Social n'est délié d'aucune de ses obligations envers l'usager, quelle que soit la forme d'action commune et quels que soient les intervenants, même soumis au secret professionnel selon les termes de l'art. 226-13 du Code pénal.

TITRE III : OBLIGATIONS ENVERS LES ORGANISMES EMPLOYEURS

Art. 21 – L'Assistant de Service Social rend compte régulièrement de son activité aux responsables de son organisme employeur. Il le fait dans la forme la mieux adaptée au contexte dans lequel il s'insère, et dans les limites compatibles avec le secret professionnel et les objectifs généraux de sa profession.
Art. 22 – L'Assistant de Service Social assume la responsabilité du choix et de l'application des techniques intéressant ses relations professionnelles avec les personnes. Il fait connaître à l'employeur les conditions et les moyens indispensables à l'intervention sociale qui lui est confiée. De même, il se doit de signaler tout ce qui y fait entrave. De ce fait, il ne peut être tenu pour responsable des conséquences d'une insuffisance de moyens ou d'un défaut d'organisation du service qui l'emploie.
Art. 23 – Il entre dans la mission de l'Assistant de Service Social d'apporter aux responsables de son organisme employeur, les éléments susceptibles d'éclairer les décisions en matière de politique d'action sociale.

TITRE IV : OBLIGATIONS ENVERS LA PROFESSION

Art. 24 – Les objectifs de la profession et la façon dont ils sont pratiquement mis en œuvre, doivent faire l'objet d'études et de réflexions constantes de la part des Assistants de Service Social, pour assurer la qualité du service rendu à l'usager.
Art. 25 – L'Assistant de Service Social a l'obligation de contribuer à l'évolution constante de sa profession dans un souci d'ajustement aux évolutions de la société.

Art. 26 – L'Assistant de Service Social doit avoir une attitude de confraternité à l'égard de ses collègues. Il observera les devoirs de l'entraide professionnelle et s'abstiendra de tout acte ou propos susceptible de leur nuire.

TITRE V : SANCTIONS

Art. 27 – Les manquements graves aux dispositions du présent Code relèvent de la Commission de contrôle, constituée dans le cadre des statuts de l'Association (art. 5, 19 et 20).

Index

R

S

T

470083 - (I) - (2,5) - OSB 80° - SNEL

ELSEVIER MASSON SAS
62, rue Camille-Desmoulins
92442 Issy-les-Moulineaux Cedex
Dépôt légal : mai 2007

Achevé d'imprimer sur les presses de
SNEL Grafics sa
Z.I. des Hauts-Sarts - Zone 3
Rue Fond des Fourches 21 – B-4041 Vottem (Herstal)
Tél +32 (0)4 344 65 60 - Fax +32 (0)4 286 99 61
mai 2007 – 41315

Imprimé en Belgique